全国职业院校教育规划教材
全国高等职业教育新形态规划教材

供口腔医学、口腔医学技术、口腔卫生保健等专业使用

口腔预防医学

主编　张彩霞　刘泽念

全国百佳图书出版单位
中国中医药出版社
·北 京·

图书在版编目（CIP）数据

口腔预防医学 / 张彩霞, 刘泽念主编. -- 北京：
中国中医药出版社, 2025.6. -- （全国职业院校教育规
划教材）（全国高等职业教育新形态规划教材）.
ISBN 978-7-5132-9532-1

Ⅰ. R780.1

中国国家版本馆 CIP 数据核字第 202579R8D6 号

中国中医药出版社出版

北京经济技术开发区科创十三街 31 号院二区 8 号楼
邮政编码　100176
传真　010-64405721
山东华立印务有限公司印刷
各地新华书店经销

开本 850×1168　1/16　印张 10　字数 305 千字
2025 年 6 月第 1 版　2025 年 6 月第 1 次印刷
书号　ISBN 978 – 7 – 5132 – 9532–1

定价　48.00 元
网址　www.cptcm.com

服 务 热 线　010-64405510
购 书 热 线　010-89535836
维 权 打 假　010-64405753

微信服务号　zgzyycbs
微商城网址　https://kdt.im/LIdUGr
官 方 微 博　http://e.weibo.com/cptcm
天猫旗舰店网址　https://zgzyycbs.tmall.com

全国职业院校教育规划教材
全国高等职业教育新形态规划教材

《口腔预防医学》
编委会

主　　编　张彩霞　刘泽念

副 主 编　蒋尚飞　张超辉

编　　委　（以姓氏笔画为序）

刘泽念（遵义医药高等专科学校）

李晓雨（齐鲁医药学院）

张　烨（江苏医药职业学院）

张奕蓉（临沧职业学院）

张彩霞（山东中医药高等专科学校）

张超辉（雅安职业技术学院）

邵建民（漯河医学高等专科学校）

敬　珮（重庆医药高等专科学校）

蒋尚飞（江苏医药职业学院）

前　言

"全国高等职业教育新形态规划教材"是为贯彻党的二十大精神和习近平总书记关于职业教育工作和教材工作的重要指示批示精神，落实《关于深化现代职业教育体系建设改革的意见》《国家职业教育改革实施方案》《关于推动现代职业教育高质量发展的意见》等文件精神，由中国中医药出版社联合全国多所高职高专院校及行业专家统一规划建设的，旨在提升医药职业教育对全民健康和地方经济的贡献度，实现职业教育与产业需求、岗位胜任能力的紧密对接，突出新时代中医药职业教育的特色。

中国中医药出版社直属于国家中医药管理局，中央一级文化企业。中国中医药出版社是全国中医药行业规划教材出版基地，国家中医、中西医结合执业（助理）医师资格考试大纲和细则及实践技能指导用书授权出版单位，全国中医药专业技术资格考试大纲和细则授权出版单位，与国家中医药管理局中医师资格认证中心建立了良好的战略合作伙伴关系。目前，全国中医药行业高等职业教育规划教材已延续至第6版，覆盖了中医学、中药学、针灸推拿、中医骨伤、康复治疗技术、中医养生保健等多专业，已构建起从基础理论到实践应用的较为完整的教学体系。

本套教材可供口腔医学、口腔医学技术、口腔卫生保健等专业学生使用，具有以下特点：

1. 坚持立德树人，融入课程思政内容和党的二十大精神。把立德树人贯穿教材建设全过程、各方面，体现课程思政建设新要求，推进课程思政与医药人文的融合，大力培育和践行社会主义核心价值观，健全德技并修、工学结合的育人机制，努力培养德智体美劳全面发展的社会主义建设者和接班人。

2. 加强教材编写顶层设计，科学构建教材的主体框架，打造职业行动能力导向明确的金教材。教材编写落实"三个面向"，始终围绕医药职业教育技术技能型、应用型人才培养目标，以学生为中心，以岗位胜任力、产业需求为导向，内容设计符合职业院校学生认知特点和职业教育教学实际，体现了先进的职业教育理念。

3. 与岗位需求对接，加强产教融合。教材突出理论与实践相结合，强调动手能力、实践能力的培养。鼓励专业课程教材融入产业发展的新技术、新工艺、新规范、新标准，满足学生适应项目学习、案例学习、模块化学习等不同学习方式的要求，注重以典型案例为载体组织教学单元、有效激发学生的学习兴趣和创新潜能。

4.强调质量意识，打造精品示范教材。将质量意识、精品意识贯穿教材编写全过程。围绕现行教材出现的问题，以问题为导向，有针对性地对教材内容进行修订完善，力求打造适应职业教育人才培养需求的精品示范教材。

5.加强教材数字化建设。打造精品融合教材，探索新型数字教材。将新技术融入教材建设，丰富数字化教学资源，满足职业教育教学需求。

6.与考试大纲接轨。编写内容科学、规范，突出职业教育技术技能人才培养目标，与口腔执业（助理）医师资格考试大纲一致，提高学生的执业考试通过率。

本套教材由60余所高等职业教育院校及三甲医院、大型企业的资深教学专家和行业专家结合教学要求及行业需求精心编撰，体现了全国口腔医学行业齐心协力、求真务实的工作作风，谨此向有关单位和个人致以衷心的感谢。

尽管所有组织者与编写者竭尽心智，精益求精，本套教材仍有一定的提升空间，敬请各教学单位、教学人员及广大学生多提宝贵意见和建议，以便修订时进一步提高。

中国中医药出版社

2025 年 5 月

编写说明

为全面贯彻党的二十大精神和党的教育方针，落实立德树人根本任务，深化产教融合，响应《国务院办公厅关于加快医学教育创新发展的指导意见》（国办发〔2020〕34号）《国家职业教育改革实施方案》等文件精神，适应口腔高等职业教育教学改革的新形式，满足社会对口腔相关人才的需求，中国中医药出版社在广泛调研的基础上，组织编写了本教材。本教材有以下特点：①在章节中融入了"医者仁心"的思政模块，把立德树人贯穿教材建设的全过程；②以学生为中心，以岗位胜任力、产业需求为导向，注重实用性和应用性，科学构建了教材的主体框架，共十二章和实训指导，重点介绍了流行病学在口腔预防医学中的应用、龋病、牙周病及其他疾病的预防知识，不同人群口腔预防保健的特点和口腔医疗保健中的感染与控制等内容，适当增加了目前国内外本学科最新进展情况，突出了口腔预防的策略途径及常见病的预防；③落实"三个面向"，突出理论和实践相结合，紧贴行业一线，坚持质量标准，注重整套教材的整体优化，章中有"案例、链接、考点与重点"，章后有"思考题"；④层次清楚，概念明确，理论简明，操作规范，既可培养学生从事口腔预防工作的能力，又为学生今后进一步学习奠定良好的基础；⑤本教材为融媒体教材，即纸质教材与数字教材，配套教学资源（PPT、微课）、题库系统和数字化教学服务等有机融合，内容生动、易教易学。

本教材第一章、第五章、第十一章由张彩霞编写；第二章由张奕蓉编写；第三章由张超辉编写；第四章由李晓雨编写；第六章、第七章由刘泽念编写；第八章由敬珮编写；第九章由蒋尚飞编写；第十章由张烨编写；第十二章由邵建民编写。

本教材主要供高职高专口腔医学、口腔医学技术和口腔卫生保健专业师生使用，也可作为从事口腔医学相关工作的医务管理工作者自学、培训、进修的参考教材。本教材在编写过程中得到了各参编学校的大力支持，在此表示敬意和感谢！由于编者水平和能力有限，本书在内容、文字、结构上不可避免会存在缺点和不足，望广大师生提出宝贵意见，以便不断对教材内容加以完善。

目　录

第一章 绪 论

20世纪80年代，龋病和牙周疾病在中国十分普遍，全国有6亿～7亿人患有口腔疾病，龋齿数量超20亿颗。龋病严重威胁儿童和青少年的健康成长，我国2015年第四次全国口腔健康调查显示防控形势严峻：12岁儿童恒牙患龋率达38.5%，较10年前上升9.6个百分点；5岁儿童乳牙患龋率71.9%，增幅达5.9个百分点，我国儿童患龋率呈上升趋势。

问题：1.导致我国口腔疾病高发的因素可能有哪些？
　　　2.作为口腔医学专业学生，在口腔疾病预防方面你能做什么？

医学的主要目的是预防疾病，促进和维护全身健康。口腔健康是全身健康的重要组成部分。口腔健康不仅影响口腔咀嚼、发音等生理功能，还与脑卒中、心脏病、糖尿病、消化系统疾病等全身疾病有密切关系，因此关注口腔健康就是维护全身健康。大力普及口腔健康知识，改变不良生活习惯，预防口腔疾病，是维护全身健康、提高生命质量的必要前提。

第一节 口腔预防医学的基本概念

一、口腔预防医学的概念

口腔预防医学（preventive dentistry）是一门通过有组织的社会努力，来预防口腔疾病、维护口腔健康并提高生命质量的学科。它的研究范围和内容广泛，通过生物学、环境医学、预防医学、临床医学及社会医学的理论，应用宏观与微观相结合的方法，研究口腔健康及其影响因素、预防口腔疾病的措施及对策，达到预防口腔疾病、促进口腔健康及提高生命质量的目的。口腔预防医学是口腔医学的一门重要的分支学科，与口腔医学的各个领域密切相关。

二、口腔预防医学的对象

口腔预防医学以人群为主要研究对象，以群体口腔疾病患病情况、群体预防措施和个人预防保健方法为基本要素，发现并掌握预防口腔疾病的发生与发展规律，促进整个社会口腔健康水平的提高。除对口腔专业人员与卫生工作者要求之外，同时要求政府的支持与投入、社会的关注及个人的参与，具有很强的社会实践性。

考点与重点 口腔预防医学的概念与研究对象

三、口腔预防医学的内容

口腔预防医学的内容包括：口腔流行病学、口腔疾病的预防方法、口腔健康促进与健康教育、社区口腔卫生服务及感染控制等，同时涵盖了口腔公共卫生学和社会口腔医学相关的内容。

四、分级预防的原则

在医学上，预防和治疗相辅相成，密不可分。预防是防止疾病发生，而治疗是对已发生的疾病进行干预，以缓解症状、消除病因、促进康复，同时在一定程度上也能防止疾病进一步恶化，避免发生更严重的疾病。按疾病自然发展规律，预防可以介入疾病发展的任何阶段，阻止疾病的发生、发展和恶化，即预防贯穿疾病发生前、疾病过程中和疾病发生后转归的全过程，这就形成分级预防概念。根据不同阶段的特点与内容，可分为三级预防原则。

1. 一级预防（primary prevention） 又称病因预防，是疾病发生前，消除致病因素。既是预防疾病发生的重要阶段，也是预防医学的最终奋斗目标。如自我口腔保健、口腔健康教育、氟化物和窝沟封闭剂的使用、刷牙漱口、控制菌斑等。

2. 二级预防（secondary prevention） 又称临床前期预防，即"三早"预防：早期发现、早期诊断、早期治疗。即病理形成期的早期阶段，及时采取适当治疗措施，延缓或阻止疾病的进一步发展。如早期龋病充填、牙龈炎治疗等。

3. 三级预防（tertiary prevention） 又称临床预防，是疾病处于中后期时，通过有效的治疗措施，防止病情恶化，预防并发症和后遗症，尽量恢复或保留口腔功能，如牙列缺损和缺失的修复等。

考点与重点 三级预防原则

第二节　口腔预防医学的发展简史

国内外考古研究资料显示，口腔医学发展史可追溯到远古的旧石器时代。距今约 3 万年前的山顶洞人颌骨上已发现有龋齿。距今约 1 万年至 4000 年的新石器时代人，头骨上发现了龋齿和严重牙周病。公元前约 1400 年的殷墟甲骨文就有"疾齿""疾口"与"龋"的记载。从口腔疾病的发现与记载来看，自古以来人类就在寻找方法解决病痛。纵览口腔预防医学发展历程，可分为原始启蒙时期、科学基础形成时期、口腔预防医学诞生与发展时期三个阶段。

一、原始启蒙时期

中华民族文化源远流长，殷墟甲骨文清楚地记载了象形文字并刻下了"齿"字和"龋"字。用齿字上面加一个小虫来表示"龋"字，认为龋是由虫蛀造成的。古书中也记载了多种口腔卫生保健的方法，如漱口、咽津、剔牙、揩齿等，有些方法延续至今。

1. 漱口 古代漱口就是最简便的保持口腔卫生的方法。公元前约 1100 年的西周时代《礼记·内则》记载"鸡初鸣，咸盥漱"。《礼记》尚有"虚口"记载，即吃完饭，喝口酒，荡荡口腔，保持口腔清洁。东汉《金丹全书》记载"饮食之毒，积于牙缝，于当夜晚洗刷，则垢污尽去，齿自不坏"。苏东坡在《漱茶说》中记有"每食已，辄以浓茶漱口，烦腻即去……缘此渐坚密，蠹病自已"，宋代就已知茶可防龋。在现代，漱口是人们基本的口腔卫生习惯。

2. 咽津 公元前 500 年春秋战国时期的《养生方》中记载"朝末起，早漱口中唾，满口乃吞之""朝朝服玉泉，使人丁壮，有颜色，去虫而牢齿也"。咽津又称咽唾，中医认为涎液与脾肾功能和人体健康密切相关，可自洁口腔，辅助咀嚼和吞咽，湿润并保护口腔黏膜。

3. 剔牙 古人多用牙签剔除牙间隙嵌塞的食物。三国东吴高荣墓中发现的一根金制牙签是我国发现的最早的牙签。明代李时珍在《本草纲目》中记载："柳枝去风消肿止痛，其嫩枝削为牙杖，涤齿甚妙。"古人牙签材质多样，有金、银、象牙、动物骨制、竹或木等。有些剔牙签附带的小工具还可以用来刮除牙垢或牙石。

4. 揩齿 唐代孙思邈《备急千金要方》记载："每旦以一捻盐内口中，以暖水含，揩齿及叩齿百遍，为之不绝，不过五日，口齿即牢密。"900年，晚唐敦煌壁画中有一幅"劳度叉斗圣图"，又名揩齿图，是国内最早的一幅记录揩齿漱口情景的壁画。

医者仁心

名魁大医——孙思邈

唐代孙思邈是我国古代重视"治未病"医家的代表。孙思邈主张通过日常调养保持健康，避免"病已成而后药之"。强调养生需天人相应，提出"十二少"，即少思、少欲、少怒等，减少精神内耗，保持内心的平静和安宁。推崇"叩齿吞津"，主张盐水漱口和揩齿以维护口腔健康，提出"饥中饱，饱中饥""食治不愈，然后命药"等疾病预防理念。其"上医医未病之病，中医医欲病之病，下医医已病之病"的理念，彰显了预防医学在维护人类健康中的关键地位，为后世医者指明了前进的方向。

5. 刷牙 752年，王焘在《外台秘要》中已有柳枝制刷的记载，将杨柳枝用牙咬成絮状揩刷牙面。宋代日本名僧道元禅师在《正法眼藏》中记载"僧侣们除漱口之外，尚用剪成寸余之马尾，植于牛角制成的器物上，用以刷洗牙"。916—1125年的辽代出现了骨柄植毛牙刷。元代罗天益著的《卫生宝鉴》中提到要早晚刷牙二次，元代忽思慧在《饮膳正要》中提出"凡清旦刷牙，不如夜刷牙齿疾不生"，指出早上刷牙不如晚上刷牙。到了明代，刷牙已成为一些帝王的习惯，考古发现他们的牙上有楔状缺损存在。

链接

我国在口腔医学方面的四项重要技术

我国古代在口腔医学方面有许多重要发明和技术，其中较为重要的是银汞补牙术、砷剂失活治龋齿、牙齿再植术和植毛牙刷。①银汞补牙术：659年颁行的药典《新修本草》中记载了用白锡、银箔及水银合成银汞合金，用以"补牙齿缺落"，这是我国最早关于银汞补牙的记录，比欧洲早了1000多年。②砷剂失活治龋齿：东汉医圣张仲景在《金匮要略》中提出使用砷剂杀死牙髓神经，用于治疗龋齿，比欧洲的相关记录早1700多年。③牙齿再植术：宋代王怀隐等编著的《太平圣惠方》与《圣济总录》中详细记载了牙齿再植的方法，称为"复安"，而这项技术在欧洲到19世纪才出现。④植毛牙刷：1954年，在内蒙古赤峰大营子的辽应历九年（959年）驸马卫国王墓中出土了几件"骨刷柄"，经我国口腔医学家认定为"古代植毛牙刷"，比欧洲人发明的牙刷早了600多年。

二、科学基础形成时期

在口腔预防医学的历史上，口腔细菌的发现和氟化物防龋的发现大大推动了口腔预防医学的发展。

1. 口腔中细菌的发现 17世纪，荷兰列文虎克（Anthony Van Leewenhoch）发明了显微镜并在8岁儿童口腔取出的牙垢上首次发现了细菌。1880—1896年，米勒（Wiloughby D.Miller）进行了口腔细菌学研究，证明细菌作用于糖产酸使牙釉质脱矿而引起龋，并于1889年在《人类口腔微生物学》中提出了龋病病因的化学细菌学说，该学说为以后龋病的预防提供了方向。

2. 氟化物防龋的发现 1896年，德国人丹宁格（A.Dennirger）用氟化物制剂对抗牙科疾病，指出氟摄入不足是引起牙病的重要因素。1931年迪恩（Dean）博士在美国开展斑釉牙流行病学调查，结果表明随着饮水氟浓度增加，斑釉牙的严重程度增加，而龋病患病率下降。当饮水氟浓度为1mg/L时龋病发病率最低。1945年美国在大激流城（Grand Rapids）开展饮水氟化项目，5年后取得明显防龋效果。此举开创了氟化饮水项目，奠定了氟化物防龋的基础。

三、口腔预防医学诞生与发展时期

20世纪上半叶，口腔预防医学与口腔公共卫生在美国与欧洲国家诞生并迅速发展。1937年美国成立了美国公共卫生牙医学会，从20世纪40年代开始，密歇根大学首次开设口腔公共卫生研究生课程，培养口腔公共卫生专家。

20世纪中期之后，口腔预防医学进入全面发展的时代。1948年世界卫生组织（World Health Organization，WHO）成立，WHO口腔卫生处以促进全球人口达到可以接受的口腔健康水平为目标，在全球范围内开展预防和控制口腔疾病的项目，如召开氟化物研讨会，推广饮水氟化等。WHO建立了全球口腔资料库，自1969年以来，定期发布全球龋病流行趋势报告。1979年，WHO与世界牙科联盟（FDI World Dental Federation）联合提出了2000年全球口腔卫生保健目标。WHO明确口腔健康标准是"牙齿清洁、无龋洞、无痛感，牙龈颜色正常、无出血现象"，并将口腔健康作为人体健康的十大标准之一。

考点与重点 *WHO提出的口腔健康标准*

我国口腔预防医学的发展始于20世纪中期。20世纪初，西方现代牙医学传入我国，我国陆续出现了与口腔卫生相关的刊物、宣传、展览、牙粉和牙膏，也开展了龋病和斑釉牙的调查。1988年12月22日，卫生部医政司批准成立了全国牙病防治指导组，并开展了一系列口腔健康教育和口腔健康促进活动，促进了我国口腔预防事业的发展。1994年成立了中国牙病防治基金会，1996年成立了中华预防医学会第一届口腔卫生保健专业委员会，1997年成立了中华口腔医学会预防口腔医学专业委员会。根据口腔卫生事业发展的需要，2007年原卫生部成立了口腔卫生处，正式将口腔卫生保健工作纳入原卫生部的工作范畴。

我国口腔预防医学课程开设于20世纪中期。原华西协和大学牙医学院（现四川大学华西口腔医学院）于1945年首先成立牙科公共卫生学系，开设预防牙医学课程。随后预防牙医学作为单独一门课程在几所大学的牙医学系开设。20世纪50年代后预防牙医学并入口腔内科学范畴。1958年，姜元川教授编著了我国第一本《牙病预防学》专著，系统地阐述了牙病预防的原理与方法。1979年，全国第一个口腔预防科在原北京医学院口腔医学系（现北京大学口腔医学院）成立，随后全国部分高校陆续成立了口腔预防科或口腔预防医学教研室，口腔预防医学作为一门独立课程开始正式纳入教学课程。1987年，刘大维教授主编的第1版高等口腔医学专业教材《口腔预防医学》出版。

我国牙病防治工作起步较晚。从20世纪中期起，我国先后开展了龋病与牙周病的社会调查、龋病病因学的研究，氟化物和窝沟封闭术防龋的研究，并在广州和东莞开始了饮水氟化防龋试点项目。20世纪80年代开始，全国有组织地开展了口腔卫生保健工作。1981年，在联合国开发署（UNDP）的资助下，我国首次举办了全国高校教师培训班，引进了WHO的口腔健康调查基本方法。次年，以全国中小学生为调查对象，由原北京医学院（北京大学医学部）口腔预防科牵头采用WHO口腔健康调查基本方法，进行了我国首次口腔健康流行病学调查，我国的口腔预防医学逐步与国际接轨。1995年、2005年和2015年我国又分别开展了第二次、第三次和第四次全国口腔健康流行病学调查，获得了我国国民口腔健康状况和口腔保健意识的基本资料。1993年，由卫生部、国家教育委员会、全国牙病防治指导组等联合组织实施"窝沟封闭预防龋齿"项目。2008年起，首次从国家层面推行口腔保健工作，在中西部地区适龄儿童中推广窝沟封闭术，后来扩展到东部地区，称为"国家儿童龋病综合干预项目"，内容也增加了局部用氟、口腔检查和口腔健康教育。

四、未 来 展 望

21世纪是预防医学的世纪。随着经济社会水平提高，人们对医学提出了新的要求，对口腔健康的需求也随之提高，对口腔疾病预防意识会逐步增强，健康的生活方式和行为习惯会得到普及，慢性非传染性疾病的发生会下降，人类的口腔健康与全身健康均会有普遍的提升。21世纪的口腔预防医学呈现以下趋势。

1. 更加注重通过改变生活方式来控制口腔疾病的发生 纠正不良的生活方式可以预防大部分的口腔疾病，未来的口腔预防医学将开展更广泛且易被接受的口腔健康教育，推崇更加健康的饮食习惯和更加科学的口腔卫生习惯，引导人们改变不良的生活方式，远离口腔疾病。

2. 更加注重危险因素的控制 生活中的一些危险因素既损害口腔健康，也损害全身健康。如蔗糖摄入过多可以引起龋病，同时导致心血管疾病和肥胖；吸烟既可导致牙周病，也是肺癌的重要原因。对口腔健康和全身健康共同危险因素的控制，既可以提高疾病预防的效率，也可以降低健康维护的成本，产生事半功倍的效果。

3. 更加注重高危人群口腔疾病的预防 关注口腔疾病高危人群，例如口腔卫生不良者、饮食习惯不良者、体弱者和儿童等，给予此类人群重点关注，重视对此人群的筛查、监测和提前干预。

4. 更加注重口腔疾病预防的公平性 由于经济条件、医疗条件或生理状况等原因，农村人群、贫困人群和老年人群无法或很少享受现代医疗所提供的口腔保健措施，使得罹患口腔疾病的风险正在上升。随着经济状况提升和医疗条件的改善，将重视此部分人群的疾病预防，为他们提供更多的措施和保障，以降低患病风险。人人享有口腔保健，不再停留在美好的愿望阶段，而是即将成为人类共同实现的目标。

5. 更加注重新技术在口腔预防中的应用 随着科学发展，口腔疾病预防的新措施新技术会不断问世。新技术将更加注重不同年龄人群特点、高危人群筛查、牙周疾病预防等方面，提供新的更有效的方法。新技术也注重通过大数据技术、通过分子生物学和遗传基因工程学技术，掌握口腔健康的动态和口腔疾病的流行情况，达到预防口腔疾病的目的。

总之，健康促进、社会实践、专业队伍建设和科学研究是21世纪口腔预防医学的基本途径。在我国，口腔预防医学的时代已经到来，"让牙齿为人类健康终生服务"的愿望，将会在人类社会实现。

❓ 思 考 题

1. 试述三级预防的策略与途径。
2. WHO明确的口腔健康标准有哪些？
3. 浅谈口腔预防医学的未来发展方向。

本章数字资源

第二章　口腔流行病学

📋 案例

　　2023 年 12 月，某市区小学生约 2 万人，为摸清该市区小学生龋齿的患病情况及治疗状况，该市区某口腔医院拟进行一次流行病学调查。

问题： 1. 本次调查的目的是什么？
　　　 2. 预期分析的指标有哪些？
　　　 3. 我们应该如何开展本次流行病学调查？

第一节　口腔流行病学的基本概述

　　流行病学是人类在与传染病等多种疾病作斗争的实践中逐渐形成和发展起来的。随着人类疾病谱的变化和医学模式的转变，流行病学在研究领域、研究内容以及研究方法等方面都得到了迅猛发展，已成为现代医学领域的一门重要方法学。

一、口腔流行病学的定义

　　口腔流行病学是一门运用流行病学的基本原理和基本方法，研究人群口腔健康问题、口腔疾病发生发展、分布规律及其影响因素的科学，它是探讨口腔疾病的病因和流行因素，制订口腔保健计划，选择防治策略和评价服务效果的科学工具。口腔流行病学是流行病学方法在口腔医学中的应用，它与预防医学、临床医学和基础医学有着非常密切的联系。

（考点与重点）口腔流行病学的概念

二、口腔流行病学的作用

（一）描述人群口腔健康与疾病的分布状态

　　口腔流行病学可用于对人群口腔健康状况进行描述，它可以通过对一个地区、某一人群、在一定时间内的某种或某些口腔疾病进行调查，获得该地区特定人群某种或某些口腔疾病的患病情况和分布特征。例如，为了解我国人群的口腔健康状况，我国已经完成了 4 次全国口腔健康流行病学调查，为口腔疾病的预防控制、健康促进及相关问题的研究提供了重要依据。

（二）研究口腔疾病的病因及影响流行因素

　　口腔流行病学可以提供某种或某些口腔疾病流行因素的线索，形成危险因子的假设，然后用分析性流行病学的方法对该危险因子进行验证，借以判断该疾病可能的病因。如龋病的病因归纳为四联因素，即细菌 – 宿主 – 食物 – 时间，就是用流行病学方法与实验室研究的结果为依据提出的。

（三）研究疾病预防措施及其效果评价

口腔流行病学也可用于口腔疾病预防措施的研究，并对其效果进行评价。如 1982 年德里斯科尔（Driscoll）对含氟漱口液用于学龄儿童的防龋效果进行评价，连续观察 30 个月，发现患龋率降低 22%，证明含氟漱口液对龋病的预防有效。

（四）监测口腔疾病的流行趋势

口腔流行病学还可用于口腔疾病发展趋势的监测。WHO 自 1969 年建立了全球口腔数据库，每年发布一次全球龋病流行趋势报告。美国从 20 世纪 60 年代开始定期组织全民口腔健康流行病学调查，从调查结果分析龋病和牙周病的发展趋势、评价预防保健措施的效果以及人群自我口腔保健意识的增强程度。

（五）为制订口腔卫生保健规划提供依据

口腔流行病学是各级卫生行政部门制订口腔保健规划的主要依据。我国疆土辽阔，各地区经济状况、卫生保健状况、生活习惯、地理环境以及气候条件等差异很大，卫生行政部门在制订口腔健康目标和规划时，必须以大量确切的调查资料为依据，制订一定时期的口腔健康目标和规划，并采用口腔流行病学方法对目标和规划的实施效果进行评价。一般一个目标和规划制订后，在实施过程中，应有中期评估，以确定所制定目标能否达到，如果发现期限结束时达到该目标有困难，则在中期就应对目标进行适当调整，使其更切合实际。

医者仁心

现代流行病学之父——约翰·斯诺

约翰·斯诺（John Snow）被誉为"现代流行病学之父"（图 2-1），是公共卫生医学的开拓者。1854 年伦敦宽街霍乱暴发期间，斯诺挺身而出，通过实地调查，绘制病例分布图，用卫生的手段有效控制了传染病的大流行，被视为流行病学现场调查的里程碑。他以一己之力对抗霍乱，没有荣誉没有勋章，谱写了一首人类对抗传染病的勇气赞歌。

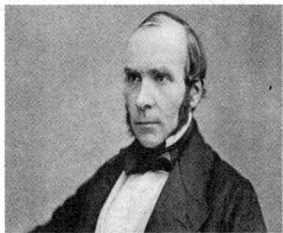

图 2-1　约翰·斯诺

三、口腔流行病学的发展

口腔流行病学起源于 20 世纪初，美国牙科医生麦凯（McKay）和布莱克（Black）一起对科罗拉多州地区流行的条纹牙进行流行病学调查，最后发现条纹牙的发生与当地湖水中的氟化物含量过高有关，他们将这种疾病命名为斑釉牙（mottled teeth，现称氟牙症）。1933 年美国学者迪恩（Dean）对美国斑釉牙流行程度不同的几个市、镇进行了流行病学调查，观察龋病、斑釉牙和饮水氟含量的关系，证实了饮水氟含量与斑釉牙患病率呈正相关，与患龋率呈负相关。这些流行病学方法在口腔健康领域的应用是口腔流行病学的起源。WHO 为了解各国口腔健康状况和口腔疾病流行情况，于 1971 年发布了第 1 版口腔健康调查基本方法，现已更新至第 5 版。口腔健康调查基本方法的制定为世界各国开展口腔健康调查提供了统一的检查标准和方法。

我国较早的口腔流行病学调查的记载是 1936 年黄仁德对上海市高桥区的小学生检查牙齿。1957 年，卫生部龋病牙周病全国性统计调查委员会制定《关于龋病、牙周病全国统计调查规定》，这是我国首次制定的龋病、牙周病调查标准。20 世纪 50—60 年代《龋病在社会人群中的自然分布状况》《龋病年龄因素之规律性》《龋病的社会性调查》等文章的发表，揭示了龋病患病与年龄、性别等的关系，为探索我国龋病流行规律提供了一定的科学依据。

此后，原卫生部首次采用 WHO 的口腔健康调查基本方法进行全国中、小学生口腔健康流行病学调查。口腔健康流行病学调查为了解我国城乡居民口腔健康状况和流行趋势、口腔保健知识、观念和行为情况提供了基本数据，为我国卫生行政部门制订口腔保健规划提供了科学依据。

几十年来，在口腔专家的不懈努力下，我国的口腔流行病学从无到有，从局部规模发展到全国性调查，从描述性流行病学方法的使用发展到分析性与实验流行病学方法的应用，为我国口腔卫生保健工作提供了重要的科学依据，不但培养了一支从事口腔流行病学研究的队伍，也促进我国口腔医学发展，对提高人群口腔健康水平起到了重要的作用。

第二节　口腔流行病学的研究方法

口腔流行病学按其性质可分为观察法、实验法和数理法。观察法是流行病学研究的主要方法，是研究者不能控制研究对象的暴露因素，只能客观收集人群有关暴露因素或疾病资料，来评价暴露因素与疾病之间的联系。实验法是实验者具有控制实验条件的能力，并能控制其他混杂因素，来评价暴露因素与疾病之间的联系。数理法是用数学公式来阐明疾病流行的规律，提出数学模型，用于研究预防措施的成本效益和进行流行病学预测。

口腔流行病学按研究方法可分为描述性流行病学和分析性流行病学。

一、描述性流行病学

描述性流行病学是流行病学中最常用的一类研究方法，用于描述人群中疾病或健康状况的分布、发生及发展规律，并提出病因假设。描述性流行病学主要分为以下几种。

（一）横断面研究

横断面研究，又称现况调查，是调查目标人群中某种疾病或健康状况在某一特定时点（较短的时间内）的发生情况。它的作用在于了解疾病的患病情况以及相关因素在该调查人群中的分布特点，以便制定预防措施或为研究病因提供线索。我国进行的 4 次全国口腔健康流行病学调查，就属于横断面研究。

（二）纵向研究

纵向研究，又称疾病监测，即研究疾病或某种情况在一个人群中随着时间推移的自然动态变化，也就是对一组人群定期随访，两次或若干次横断面调查结果的分析。它的作用在于动态地观察疾病或某种现象的演变情况并分析原因。如对某小学某个班级学生的龋病患病情况进行连续监测，观察龋病在此班级学生中的变化情况并分析其原因。

（三）常规资料分析

常规资料分析，又称历史资料分析，即对已有的资料或者疾病监测记录做分析或总结，如病史记录、疾病监测资料等。例如研究某市居民拔牙的原因，可收集该市若干医院近 5 年的病例资料，经统计分析可找出不同年龄组人群拔牙的主要原因。研究结果可为开展口腔保健工作提供重要依据。

二、分析性流行病学

分析性流行病学是选择一个特定的人群，将描述性研究提出的病因或流行因素进行分析检验，验证所提出的假设，主要包括病例对照研究和群组研究。

（一）病例对照研究

病例对照研究又称回顾性研究，是一种观察性研究方法，是选择患有特定疾病的人群作为病例组，未患这种疾病的人群作为对照组，调查两组人群过去暴露于某种可能危险因素的比例，判断暴露因素是否与疾病有关联及其关联程度大小。这种研究方法是通过了解和比较病例组与对照组过去的暴露情况，以追溯的方法寻找疾病的原因，在时间上是先有"果"后及"因"的回顾性研究。

病例对照研究的特点是观察时间短，需要研究的对象少，适合研究病程较长的慢性病和少见疾病。但由于是对过去暴露因素的回顾性调查，所以回忆偏倚较大。

（二）群组研究

群组研究又称前瞻性研究，是指选择暴露和未暴露于某种因素的两组人群，追踪其各自的发病结局，比较两者发病结局的差异，从而判断暴露因素与发病有无因果关联及关联大小的一种观察性研究方法。这种研究方法是在疾病出现前分组，追踪一段时间后才出现疾病，在时间上是先有"因"，后有"果"的前瞻性研究。

群组研究的特点是可以获得不同暴露强度与疾病的关系，也可观察一种暴露因素与多种疾病的关系。但由于群组研究属于前瞻性研究，研究时间长，需大量人力物力，且易造成失访偏倚，所以常在病例对照研究获得较明确的危险因素后，用于进一步验证假设。

横断面研究、病例对照研究与群组研究是相互联系的。横断面研究可提供病因线索，是分析性研究的基础；病例对照研究是建立病因假设和初步的验证假设的重要方法；群组研究则是在病例对照研究的基础上对假设做进一步的验证。如果病例对照研究做得好，得到的结论与群组研究往往一致。

三、实验性流行病学

实验性流行病学，又称干预性研究，是随机地将实验人群分成实验组和对照组，实验组人为地接受某种因素（如新疗法）或其他干预措施，对照组则不接受某种因素或给予安慰剂，随访一段时间后观察两组结果的差异，以评估干预措施的效果。实验性流行病学属实验法，与观察法的根本区别在于研究者有目的地对研究对象施加了某些处理方法。优点是干预措施可精确测量和控制，两组间可比性较好，论证强度较高。缺点是研究设计和实施难度较大，存在伦理问题，费用较高等。根据不同的研究目的和研究对象分为临床试验、现场试验和社区试验三种。

（一）临床试验

临床试验是指以患者为对象，以临床为研究场所，对口腔诊断技术、口腔治疗方法和口腔预防措施的效果和安全性进行评价的研究方法。以随机对照临床试验最为经典。

（二）现场试验

现场试验是在现场环境下进行的试验，即在某种情况下发生的特定现场开展试验。如研究汞蒸气对人体健康的影响，就选择在银汞充填材料的工厂对长期工作在第一线的工人健康状况进行研究。

（三）社区干预试验

社区干预试验是指在社区开展的干预性试验，接受某种干预措施的基本单位可以是整个社区，也可以是社区某一类有代表性的人群。

考点与重点 常用的口腔流行病学研究方法

第三节 口腔健康状况调查

口腔健康状况调查是口腔流行病学中最常用的方法，即在特定的时间内收集特定人群中患口腔疾病的频率、流行强度、分布及流行规律的资料，是一种横断面调查。

一、调 查 目 的

口腔健康状况调查应根据调查目的来确定调查方法和选择调查对象。一次调查尽量避免涉及多个问题，以免影响调查质量。常见口腔健康状况调查目的包括以下几方面：①查明口腔疾病的发生频率和分布特征；②了解人群的口腔健康知识、观念、态度和行为情况；③了解口腔疾病的流行趋势；④为建立病因假设提供依据；⑤评估治疗与人力资源需要。

二、调 查 项 目

调查项目即调查口腔健康状况的主要内容，应根据调查目的来确定。调查项目分为三类，一是直接口腔健康状况信息，如牙周病、口腔卫生状况等；二是背景状况信息，如受检者姓名、性别、年龄、学校名、受检者编号等；三是问卷调查项目，如与口腔健康有关的知识、态度、行为习惯与生活方式等。

根据设计确定不同的调查内容，可将调查项目具体分为一般项目、健康状况项目和问卷调查项目。

（一）一般项目

包括受检者的一般情况，如姓名、性别、年龄、职业、民族、籍贯、文化程度、经济状况、宗教信仰、出生地区、居住年限等信息，这些项目常反映疾病分布的差异，调查后将一般项目与健康状况项目结合分析，可能会发现某种口腔疾病的流行特征。一般项目常常列入口腔流行病学调查表的第一部分，可通过询问或从户口本上获得。

（二）健康状况项目

包括各种口腔疾病的调查指数，是口腔健康状况调查的主要内容，根据调查目的而定。常用的调查项目包括龋病、牙周病、牙列状况、氟牙症和颞下颌关节状况等。

（三）问卷调查项目

主要包括口腔卫生知识、态度与信念、行为与实践等方面的具体内容，如：个人口腔卫生、刷牙习惯、牙刷和牙膏选择、口腔预防意识与就医行为等。

三、调查表格设计

口腔健康调查项目确定后，应根据具体调查项目设计调查表（图2-2）。调查表格的设计应该遵循以下原则：

1. 包含所要调查的全部信息，包括受检者背景信息和所调查项目的信息。
2. 表格设计应明白易懂，容易填写，避免重复。
3. 各项目间区域分布清楚，一个项目的内容尽量在同一页内。
4. 各项目的次序应该与调查的先后顺序一致。
5. 应考虑计算机输入方便，尽量使用数字或字母，避免使用符号或图形。
6. 一些比较复杂的调查内容在表格中应该有提示，便于检查者或记录者查看。
7. 表格中的牙位应按照世界牙科联合会记录法表示。

第四次全国口腔健康流行病学调查表（12～15岁）

姓名 _____　　ID号 _____

性别 _____　　　　　　　民族 _____

受教育年限 _____　　出生日期 _____

检查日期 _____　　　　检查者编号 _____

牙状况

```
      55 54 53 52 51 61 62 63 64 65
      17 16 15 14 13 12 11 21 22 23 24 25 26 27
牙冠  □ □ □ □ □ □ □ □ □ □ □ □ □ □
      85 84 83 82 81 71 72 73 74 75
      47 46 45 44 43 42 41 31 32 33 34 35 36 37
      □ □ □ □ □ □ □ □ □ □ □ □ □ □
```

牙冠符号

乳牙/恒牙　　　　　　乳牙/恒牙　　　　　　乳牙/恒牙

A/0=无龋　　　　　　E/4=因龋缺失　　　　X/8=未萌牙

B/1=冠龋　　　　　　X/5=因其他原因失牙　T/T=外伤

C/2=已充填有龋　　　F/6=窝沟封闭　　　　9/9=不作记录

D/3=已充填无龋　　　G/7=桥基牙，特殊冠或贴面

牙周状况

```
               55 54 53 52 51 61 62 63 64 65
      17 16 15 14 13 12 11 21 22 23 24 25 26 27
牙龈出血 □ □ □ □ □ □ □ □ □ □ □ □ □ □
牙结石   □ □ □ □ □ □ □ □ □ □ □ □ □ □

               85 84 83 82 81 71 72 73 74 75
      47 46 45 44 43 42 41 31 32 33 34 35 36 37
牙结石   □ □ □ □ □ □ □ □ □ □ □ □ □ □
牙龈出血 □ □ □ □ □ □ □ □ □ □ □ □ □ □
```

牙龈出血　　　　　　　　　　　牙结石

0=无　　9=不作记录　　　　　0=无　　9=不作记录

1=有　　X=缺失牙　　　　　　1=有　　X=缺失牙

氟牙症（仅检查12～15岁年龄组学生）	需要立即处理和安排治疗的情况说明
0=正常	1=有
1=可疑	0=无　□
2=很轻　□	表格类型
3=轻度	1=原始表
4=中度	2=复查表　□
5=重度	
9=不作记录	

图2-2　第四次全国口腔健康流行病学调查表

四、指数和调查标准

在口腔流行病学中，应根据调查目的确定调查指数和调查标准。

（一）调查指数

口腔流行病学的指数应符合以下要求：

1. 易于学习、理解和操作，检查者经简单培训即能掌握方法。

2. 所需要的器械简单，容易得到，价格便宜。

3. 能准确反映疾病状态的程度。

4. 测量标准客观，检查结果可以在不同检查者之间重复。

5. 便于进行统计学处理。

常用龋病指数有 DMFT、DMFS 等，牙周健康状况多用改良社区牙周指数（community periodontal index，CPI），氟牙症用 Dean 指数。例如，WHO《口腔健康调查基本方法（第 5 版）》关于评估牙酸蚀症的指数：

0 ＝没有酸蚀症状

1 ＝损害位于牙釉质

2 ＝损害涉及牙本质

3 ＝损害累及牙髓

（二）调查标准

在口腔流行病学调查中确定调查标准非常重要，标准不一致可能导致所收集的资料缺乏可比性。调查标准应首选公认的"金标准"，如果没有合适的"金标准"，则应依次选用国际标准、国家标准或行业标准。如果没有以上标准，可以自行设计标准，但设计的标准必须有依据、科学性强。

五、调 查 方 法

（一）普查

普查是指在特定时间范围内，一般为 1～2 天或 1～2 周，对特定人群中的每一个成员进行调查或检查，又称全面调查。普查最显著的优点，一是能发现调查人群中的全部病例并给予及时治疗或用作项目开发的依据；二是通过逐一检查，在检查的同时还能普及医学知识。普查的应查率要求高于 95%，否则会导致结果正确性差。其最显著的缺点是工作量大，成本太高。因此，普查只能在较小范围内使用，如计划在一所或几所学校或某个社区开展的口腔保健活动，在此之前可使用普查以准确获得疾病的基本资料。

（二）抽样调查

为查明某病或某些疾病在某个国家或某个地区的患病情况或流行强度，多使用抽样调查。所谓抽样即从目标地区的总体人群中，按统计学随机抽样原则抽取部分人作为调查对象，这个程序称为抽样。被抽到的人群称为样本人群。抽样调查是用样本人群调查的结果，推断总体人群的现患情况。前提条件是抽取的数量足够大，调查数据可靠。优点是省时间、省劳力、省经费，且所得资料同样具有代表性。抽样的方法有：

1. 单纯随机抽样　按一定方式以同等的概率抽样，称单纯随机抽样，是最基本的抽样方法，也是其他抽样方法的基础。可以使用抽签的方式，也可以使用随机数字表来抽取样本。

2. 系统抽样 又称间隔抽样、机械抽样。将抽样对象按次序编号，先随机抽取第一个调查对象，然后再按一定间隔随机抽样。如一所学校有 1000 名学生，根据调查要求只需抽取 100 名学生作为调查对象，抽样比例为 10%。抽样时先对学生编号，可先在 1 ～ 10 号学生中随机抽取一个号，然后每隔 10 个编号抽取一个学生。

3. 分层抽样 先将总体按某种特征分成若干个"层"，即组别或类型等，然后在每个层中用随机方式抽取调查对象，最后将每个层所有抽取的调查对象合成一个样本，称分层抽样。常用的分层因素有年龄、性别、居住地、文化程度和经济条件等。还可分为等比例（按比例）和不等比例（最优分配）两种分层随机抽样。

4. 整群抽样 是以整群为抽样单位，从总体中随机抽取若干群为调查单位，然后对每个群内所有对象进行检查，常用于群间差异较小的调查单位。如：调查 20 所小学 10000 名学生的患龋率，抽样比例定为 20%。可随机抽取 4 所学校，再对这 4 所学校的全部学生进行调查。

5. 多级抽样 又称多阶段抽样。在进行大规模调查时，常把抽样过程分为几个阶段，每个阶段均可采用单纯随机抽样，也可将以上各方法结合使用。我国第四次口腔健康流行病学调查就是采用这种方法，称为分层、不等比（或等比）、多阶段和整群抽样法。

（三）捷径调查

捷径调查是 WHO 推荐的调查方法。其目的是在较短时间内了解某群体口腔健康状况，估计在该群体中开展口腔保健工作所需的人力和物力。由于此方法只查有代表性的指数年龄组人群，因此经济实用，节省时间和人力，故称为捷径调查。WHO 推荐的指数年龄组有 5 岁、12 岁、15 岁、35 ～ 44 岁、65 ～ 74 岁。

口腔流行病学调查方法很多，在使用时我们应根据不同情况加以选择。有时为了在调查前初步了解被调查群体患病特点，还会进行一些试点调查。试点调查又称预调查，一般在开展大规模的流行病学调查前，先对目标人群进行小规模的试点调查，WHO 推荐先对有代表性的 1 ～ 2 个年龄组少数人群进行调查，通常为 12 岁组，加另一个年龄组，以获得少量的参考资料，便于制订详细的调查计划。

六、样 本 含 量

在统计学中研究对象的数量称为样本含量。样本含量大小将影响调查效果，样本量小则抽样误差大，不易获得能说明问题的结果。样本量太大则会造成人力、物力的浪费。样本含量应依据调查对象的变异情况、患病率大小、要求的精确度和把握度大小而定。一般来说，调查对象变异大、患病率低、调查者对调查要求的精确度和把握度大，所需的样本含量就大，反之则小。

现况调查样本含量估计常用以下公式：

$$n = K \times \frac{Q}{P} \qquad (式 2-1)$$

公式中，n 为样本量大小；P 为某病预期现患率；$Q = 1-P$；K 为系数，当误差为 10% 时，$K = 400$；当误差为 15% 时，$K = 178$；当误差为 20% 时，$K = 100$。

例：为了解某市 12 岁学生患龋情况，准备开展一次口腔健康调查，从既往资料中，已知该市 12 岁学生恒牙患龋率为 52.1%，要求抽样误差为 10%，则需要调查的人数为：

当容许误差 $d = 0.1P$ 时，则

$$n = K \times \frac{Q}{P} = \frac{400 \times Q}{P} = \frac{400 \times 0.479}{0.521} = 368 \qquad (式 2-2)$$

即需要调查的人数为 368 名。

七、偏倚及其预防方法

（一）选择性偏倚

在调查过程中样本人群的选择不是按照抽样设计的方案进行，而是随意选择，由于调查对象的代表性差，破坏了同质性，使调查结果与总体人群患病情况之间产生误差，称为选择性偏倚。如用医院病例说明社会人群患病情况，显然会出现偏倚。防止的方法就是在选择调查对象时，一定要严格按照流行病学抽样设计进行抽样。

（二）无应答偏倚

在流行病学研究中，因各种原因不回答或不能回答所提出的问题，称为无应答。如未应答的人数达到抽样人数的30%，应答率仅有70%，所得结果就难以用来估计总体情况。防止的方法是在调查前做好组织工作，对受检者做好宣传工作，努力改善调查方式，使受检者积极配合。

（三）信息偏倚

在收集整理信息过程中，对各组暴露或结局的测量方法不一致所产生的误差，称为信息偏倚。可来自研究者本身或研究对象，也可来自测量仪器、设备和方法等。

1. 因检查器械等造成的测量偏倚　在龋病、牙周病流行病学研究中，各指数的应用是基于临床检查。因此，检查器械不规范，现场工作条件差，如光线不足等，都可造成偏倚。如检查龋病和牙周病时，按 WHO 要求使用 CPI 探针与使用 5 号尖探针，也可造成偏倚。防止的方法是按规定使用标准检查器械，并保持稳定的工作环境和条件。

2. 因调查对象引起的偏倚　在询问疾病的既往史和危险因素时，调查对象常常因时间久远，难以准确回忆而使回答不准确，这种偏倚称为回忆偏倚。调查对象对询问的问题不愿意真实回答，使结果产生误差，称为报告偏倚。如在调查个人收入情况时，常常得不到真实的回答。又如在调查口腔卫生习惯时，一些没有刷牙习惯的人不愿意真实回答，而使记录不真实。防止的方法是设计中尽量提供可能的回忆目标，对敏感问题采用间接询问法、对象转移法等技术以保证信息的可靠。

3. 因检查者引起的偏倚　由于检查者的某种原因造成检查结果有偏性，称为检查者偏倚。检查者偏倚有以下两种。

（1）检查者之间偏倚：指数名检查者对同一名受检查者做口腔检查时，由于标准掌握不一致，导致结果有误差。

（2）检查者本身偏倚：指同一名检查者给同一名受检者做口腔检查时，前后两次检查结果不一致。

防止检查者偏倚的方法：①明确疾病的诊断标准；②调查前要认真培训，对于诊断标准要统一；③调查前要做标准一致性试验。其中，标准一致性试验也就是可靠度的检验，它包括了检查者本身可靠度检验和检查者之间可靠度检验。有多种方法可以用来评估检查者之间与检查者本身的一致性，推荐使用 Kappa 统计法作为衡量检查者之间一致性的依据。具体做法是：选 15 ～ 20 名受检者，由检查者及1 名参考检查者各对受检者各做 1 次口腔检查，然后每个检查者的检查结果按相同牙位与参考检查者比较，观察检查者之间技术误差的大小；或比较检查者二次的检查结果，观察本身诊断误差大小。

Kappa 值是内部一致性系数，是作为评价判断的一致性程度的重要指标。取值在 0 ～ 1。弗莱斯 Kappa 值与可靠度的关系为：

0.4 以下	可靠度不合格
0.41 ～ 0.60	可靠度中等
0.61 ～ 0.80	可靠度优
0.81 ～ 1.00	完全可靠

考点与重点　Kappa 值与可靠度的关系

八、数据的整理和统计分析

（一）数据整理

口腔流行病学的现场调查工作结束后，常会得到大量的数据资料，在这些资料中有许多数据需要进行统计学处理和分析，工作量极大。为了保证资料的完整性和准确性，就必须在统计分析前对收集到的资料进行认真细致的整理。整理工作一般分三步：

1. 核对 资料收集以后，对调查表中的每一个项目都要仔细检查，一般项目中的性别、年龄、职业是否相符，口腔健康状况项目中是否有缺漏，有无不符合逻辑的错误，如在龋病检查中，明明在牙列状况一栏中某一个牙记录为"已填充有龋"，但在后面的牙周状况一栏中该牙却记录为"缺失牙"。这样的差错在流行病学调查的资料中常会看到，一经发现，需要及时纠正，以保证分析的结果不发生偏差。

2. 分组 资料核对无误后，接下来的工作就是分组。分组就是把调查资料按照一定的特性或程度进行归类。常按不同地区及不同人群的特征，如性别、年龄、城乡和种族等分组。也可按照某种疾病的患病严重程度进行分组，常见的如按患龋牙数或牙周袋深浅分组。分组是口腔流行病学调查中进行统计分析的关键一步。在"同质"条件下进行恰当的分组可以正确反映疾病的流行特征，提示各种影响流行的因素，并能建立病因假设，而不恰当的分组可能会掩盖许多有用的信息。例如，口腔疾病常与年龄有很密切的关系，随着年龄变化，患病率也会改变，如果我们在对调查资料进行分组时未按年龄分组，就难以看出年龄可能对疾病的影响。另外，在对连续性变量进行分组时还必须考虑到变量分界点的选择，应按照习惯的分界点或国际上普遍使用的分界点作为分组标志，以便于对统计的数据进行相互比较。例如，当我们对某一调查资料按年龄分组时，如果国际上普遍以每 10 岁为一组，而我们却以每 5 岁为一组，结果相互之间就难以比较。

3. 计算 资料分组后，就可以对每组中的频数进行汇总整理。人工整理时，可用计数法将每一组中的频数相加。但在进行大规模的口腔流行病学调查时，多采用计算机整理。计算机整理可以借助各种数据库软件，如 Foxpro、EpiInfo、EpiData 等软件对于口腔流行病学研究非常有用。

（二）变量计算

口腔健康状况调查所获得的资料进行统计分析时，首先应确定所需运用的一些统计指标，较常用的计算指标有：

1. 均数 均数是分析计量资料常用的统计指标，它是反映一组性质相同的观察值的平均水平或集中位置。如调查某校学生口腔健康状况，其中 12 岁男生共检查 120 人，检出 108 颗龋齿，从 120 个变量中得出一个平均数，即为每人平均患龋数。

均数的计算公式为：

$$\bar{x} = \frac{\sum x}{n} \qquad （式 2-3）$$

式中，$\bar{x}$ 代表均数，$\sum$ 为求和的符号，x 代表变量（观察值），n 代表受检人数。

本例：$\bar{x} = 108/120 = 0.9$

即 120 名 12 岁男生，平均每人有 0.9 颗龋齿。

2. 标准差 标准差是用来说明一组观察值之间的变异程度，即离散度。如检查两组儿童患龋病情况，每组检查 8 人，其龋数为 24，龋均为 3，但每组患龋情况的分布不尽相同：一组为 3、4、2、2、5、3、4、1；另一组为 0、1、1、9、8、1、2、2。前组分布比较集中，即每人患龋的牙数变异较小，而后者比较分散，变异较大。标准差的计算方法可直接用计算器的统计计算功能，将龋的频数分别输入，可立即得到标准差；在不具备计算器的情况下，可用标准差加权计算法，适用于有较多相同观察值的资料。如上例 120 名 12 岁男生龋的标准差，见表 2-1。

表 2-1　120 名 12 岁男生龋标准差计算表

分组 x	频数 f	fx	fx^2
0	70	0	0
1	15	15	15
2	18	36	72
3	11	33	99
4	6	24	96
合计	120	108	282

标准差的计算公式为：

$$S = \sqrt{\frac{\sum fx^2 - \left(\sum fx\right)^2 / \sum f}{\sum f - 1}} \tag{式 2-4}$$

本例，由表得，$\sum f = 120$，$\sum fx = 108$，$\sum fx^2 = 282$，

即 $S = \sqrt{\dfrac{\sum fx^2 - \left(\sum fx\right)^2 / \sum f}{\sum f - 1}} = \sqrt{\dfrac{282 - (108)^2 / 120}{120 - 1}} = 1.25$

即 120 名男生龋的标准差为 1.25。

3. 标准误　在抽样调查中，由于总体内各观察单位存在差异，使样本均数（或样本率）与总体均数（或总体率）之间出现差异，这个差异在统计学中称为抽样误差，标准误是用来表示抽样误差的大小的指标。

（1）均数的标准误计算公式为：

$$S_{\bar{x}} = \frac{S}{\sqrt{n}} \tag{式 2-5}$$

如标准差为 1.25，样本含量为 120，则标准误的计算如下：

$$S_{\bar{x}} = \frac{1.25}{\sqrt{120}} = 0.11$$

（2）率的标准误计算公式为：

$$S_p = \sqrt{\frac{p(1-p)}{n}} \tag{式 2-6}$$

其中，p 代表样本率，n 为样本量。如调查 200 名 18 岁青年患龋情况，其患龋率为 60%，标准误的计算如下：

$$S_p = \sqrt{\frac{p(1-p)}{n}} = \sqrt{\frac{0.6(1-0.6)}{120}} = 3.46\%$$

4. 置信区间 在抽样调查中，虽然有抽样误差存在，但只要是随机样本，其样本均数（或样本率）围绕总体均数（或总体率）呈正态分布或近似正态分布，故可以用样本均数（或样本率）对总体均数（或总体率）作出区间估计。区间估计有 95% 置信区间及 99% 置信区间，95% 或 99% 置信区间即表示总体均数（或总体率）有 95% 或 99% 的概率在此区间范围内。

样本观察例数在 100 例以上时，总体均数的 95% 置信区间为 $\bar{x} \pm 1.96\, S_{\bar{x}}$，总体均数的 99% 置信区间为 $\bar{x} \pm 2.58\, S_{\bar{x}}$。

如：$\bar{x} = 0.9$，$S_{\bar{x}} = 0.11$，$n = 120$ 时，

95% 置信区间的值为：$0.9 \pm 1.96 \times 0.11$，即 $0.68 \sim 1.12$，

99% 置信区间的值为：$0.9 \pm 2.58 \times 0.11$，即 $0.62 \sim 1.18$。

当 n 足够大，且 p 不接近零时，总体率的 95% 置信区间为：$p \pm 1.96 \times S_p$，总体率的 99% 置信区间为：$p \pm 2.58 \times S_p$。

5. 率 率是用来说明某种现象发生的频率或强度。在评价口腔疾病的患病状况时，常用率来表示人群中疾病状况的高低，一般用百分率、千分率、万分率、十万分率来表示。率的计算公式如下：

$$率 = \frac{某现在实际发生的人数}{可能发生某现象的总人数} \times k \qquad （式 2-7）$$

如：

$$患龋率 = \frac{某现在实际发生的人数}{可能发生某现象的总人数} \times 100\%$$

6. 构成比 构成比是用来说明某事物内部各构成部分所占的比重。以龋病为例，龋、失、补的牙数各占龋总数的百分比，即龋、失、补的构成比。

$$构成比 = \frac{某一构成部分的个体数}{事物各构成部分个体数的总和} \times 100\% \qquad （式 2-8）$$

例：检查某校 12 岁学生 120 人，他们患龋病情况为未治龋共 80 颗，龋失牙为 7 颗，因龋而充填牙为 23 颗。其龋、失、补的构成比分别为：

$$龋 = \frac{80}{110} \times 100\% = 72.73\%$$

$$失 = \frac{7}{110} \times 100\% = 6.36\%$$

$$补 = \frac{23}{110} \times 100\% = 20.91\%$$

（三）数据分析

数据分析是运用假设检验来推断各组数据之间差异是否有统计学意义，以及各因素之间是否存在相关性及相关程度大小等。不同的统计资料有不同的统计分析方法，应根据调查研究的目的、资料的类型、样本量的大小选用适当的统计方法，如计量资料的两均数比较时，一般用 t 检验和 z 检验；计数资料的率或构成比的比较，可用 χ^2 检验或 z 检验，等级资料用秩和检验等。

第四节 口腔健康问卷调查

问卷调查是流行病学研究中一种常用而重要的研究方法。口腔流行病学研究中的一些资料，须通过

问卷调查的方式收集。问卷是一套经预先设计的有目的、有一定结构、有顺序的问题表格。

一、问卷调查的目的

口腔健康问卷调查可用于收集多方面的信息，主要包括以下几个方面。

（一）收集研究人群的属性资料

即收集调查对象的基本特征，包括反映一个人社会人口学特征的年龄、性别、种族、婚姻状况、居住地等的信息和反映一个人社会经济学特征的受教育程度、职业、收入等信息。属性资料也称"背景资料"，可依据研究目的决定需收集的信息。

（二）收集研究人群的口腔健康知识、态度和行为资料

口腔健康知识、态度和行为是口腔流行病学中常用的资料，收集这方面的信息是问卷调查在口腔流行病学研究中的基本应用。口腔健康知识是指人们对特定口腔健康问题的了解。口腔健康态度是人们对于口腔健康各方面的看法和观念。口腔健康行为是与口腔健康相关的各种行为，包括个人口腔卫生习惯、饮食习惯和就医行为等。

（三）研究与口腔健康相关的生活质量

口腔健康相关生活质量是反映口腔疾病及其防治对人们的生理功能、心理功能及社会功能等方面影响的综合评估指标。口腔健康相关生活质量正越来越多地被应用于口腔健康的多维评价中，通常采用专门的量表进行测量。

口腔健康问卷调查还广泛应用于其他信息的收集，如自我感觉口腔健康状况、口腔科畏惧、口腔卫生服务的需求和口腔卫生人力资源等。

二、问 卷 结 构

问卷的结构一般包括首页、题目以及联结部分。联结部分有指导语、过渡语等，由它们将题目按照逻辑顺序联结成整体。

（一）首页

首页即问卷的第一页，含封面信、调查对象编码和基本情况、调查日期等。封面信是致调查对象的信息，说明组织该调查的机构、目的和意义、主要内容和对象的选择，并有保密承诺和感谢语。封面信常放在问卷的封面，也可以单独发放。

（二）题目

题目是问卷的核心部分，通过题目可获得所需信息。一个完整的题目由问题、答案和编码三部分组成。

（三）联结部分

1. 指导语　是指用于指导调查对象如何正确填答问卷，调查员如何正确完成问卷的一组陈述。根据所处位置不同，指导语又可分为卷头指导语和卷中指导语。卷头指导语常以"填表说明"的形式出现；卷中指导语一般是针对某些问题所作出的特定指示。

2. 过渡语　问卷中当开始一个新的话题时，应有过渡语，以免被调查人感到突然，不能适应。例如"现在我想问您一些有关口腔卫生习惯的问题"。

3. 结束语　在问卷的最后，可简短地对调查对象表示谢意，也可征询调查对象对问卷设计和问卷调查本身的看法和感受。

三、问 卷 设 计

（一）问卷设计的原则

设计出一份好的问卷，是做好问卷调查的前提。问卷设计须从多方面考虑，应遵循下述基本原则：

1. 围绕调查目的设计问卷　调查目的是问卷设计的灵魂，它决定着问卷的内容和形式。在问卷设计中，提什么问题、不提什么问题、如何提这些问题，都必须与调查目的相符。除了背景资料，其他的问题都应与调查目的直接相关。

2. 根据调查对象的特点设计问卷　使调查对象容易回答也愿意回答。

3. 针对调查内容设计问卷　有些调查内容可能比较生僻、敏感或者枯燥，设计人员要认识到这些情况，在设计时减少不利因素的影响。

4. 便于资料处理和分析　不同的资料处理和分析方法对问卷设计有不同的要求。例如关于受教育程度，如果采用连续性变量，则询问其受教育的年限；如果采用等级变量，则询问其最高学历。

5. 根据问卷使用的方式设计问卷　问卷的使用方式包括填写方式和回收方式。例如，自填问卷要求尽可能简单明了，便于填写；邮寄调查的问卷，由于采用这种方式时调查者与调查对象没有见面，要对封面信和指导语等的设计倍加注意。

考点与重点　问卷设计的原则

（二）问卷设计的步骤

问卷设计包括以下几个基本步骤：

1. 根据调查目的，确定所需收集的信息，并以此为基础进行问题的设计与选择。

2. 确定问题的顺序，一般将简单、容易回答的问题放在前面，难度较大的、敏感的问题放在后面。问题的排列要有关联、合乎逻辑。

3. 测试与修改问卷，问卷用于正式调查以前，需进行预调查，根据发现的问题进行修改、补充、完善。

（三）问题设计

设计问题时必须注意：语言应简明，句子应简短；文字表达准确；每个问题只问一件事，不能出现双重或多重的含义；用肯定的方式提问，若问题有假定性，须加一个筛选问题使调查对象能够准确回答。

1. 问题的结构　根据设置答案的不同，可将问题分为封闭型问题、开放型问题和半封闭型问题。口腔医学研究中多以封闭型问题为主，而开放型问题为主构成的问卷多用于人类学和社会学研究。

（1）开放型问题：又称自由回答式问题，这种问题的特点是调查者事先不拟定任何具体答案，调查对象根据提问独立地给出自己的答案。

（2）封闭型问题：设计者预先写出问题的答案选项，调查对象从提供的选项中选择，不能做这些选项之外的回答。

（3）半封闭型问题：是封闭型和开放型问题的结合。常在封闭型回答方式的同时，最后加上一项"其他，请说明"，并请调查对象填答具体内容。

2. 问题的形式

（1）填空式：填空式问句即在问题后面画一横线，让调查对象填写。例如"在过去的12个月内，您自己为看牙支付的医疗费共_____元"。

（2）二项式：二项式问句又称是否式问句。这种问句的回答只分两种答案，即"是"或"否"

（"有"或"没有"，"对"或"不对"）。例如"在过去的 12 个月内，您有没有看过牙？"

（3）列举式：列举式问句即在问题之后不提供具体答案，而只提供回答的方式，要求调查对象自己列举出若干回答。跟开放型问题一样，这种问题所得的结果只有等问卷收回后再进行单独的编码工作。例如"请列举您过去 12 个月内没有去看牙的原因：_____"。

（4）多项选择式：多项选择式问句是对一个问题事先列出多个答案选项，让调查对象从中选择一个（多项单选式）或几个（一般是三个，称为多项多选式）最符合的答案。这是封闭型问卷中最常用的一种问题形式。以下是多项多选式的一个例子：

如果您过去 12 个月内没有看过牙，与以下哪些原因有关？（最多选三个答案）

1）害怕看牙疼痛

2）牙病不重

3）没有时间

4）害怕传染病

5）附近没有牙医

6）经济困难

7）牙齿没有问题

8）很难找到信得过的牙医

9）挂号难

10）其他原因

（5）顺位式问句：有时研究者除了希望了解调查对象所选择的答案类别，还同时希望了解他们对所选择类别的不同重视程度，此时可选用顺位式问句。顺位式问句是在多项多选式问句的基础上，要求调查对象按照重要程度不同，按先后顺序列出答案。例如上述关于没有看牙原因的问题可要求调查对象按重要程度依次最列出三个答案。

（6）多项任选式：多项任选式是在所提供的多个答案中，调查对象根据自身情况可以任意选择不同数目的答案。例如上述关于没有看牙原因的问题可改为"如果您过去 12 个月内没有看过牙，与以下哪些原因有关？（可选多个答案）"。

（7）评分式问句：评分式问句是设定一个线段的分值范围，让调查对象按自己的情况选择一个分数。例如"假如以 10 分表示口腔健康状况很好，1 分表示口腔健康状况很差，你如何评价自己的口腔健康状况？（请在相应的分数上画圈）"。

很差　1　2　3　4　5　6　7　8　9　10　很好

（8）矩阵式：矩阵式问句是将同一类型的若干问题集中在一起表达的方式，它的优点是节省问卷的篇幅，也节省了调查对象阅读和填写的时间。例如"你对自己的牙齿评价如何？（每小题均选一个答案）"。

5	4	3	2	1
很好	较好	一般	较差	很差

3. 问题的提出　是问卷设计中不可忽视的一个环节，应科学、明确、艺术地提出每一个问题。问卷中的问题应避免带有诱导性或权威性的提问，保持中立的态度。

（四）答案设计

答案设计不仅关系到调查对象能否顺利回答，还关系到调查所得资料价值的大小。答案的设计应遵循一定的原则。

1. 应具有穷尽性和互斥性　穷尽性指的是答案包括了所有可能的情况；互斥性是指答案与答案之间不能相互重叠或相互包含。

2. 与内容应协调一致　为每一个问题所提供的答案必须属于这一问题所涉及的特定的现象或领域，不能出现答非所问的情况。

3. 按同一标准分类　同一个问题的答案只能按一个分类标准来设计，否则会使调查对象选择答案时感到无所适从。

4. 程度式答案应按一定顺序排列且对称　如涉及调查对象的看法、态度的答案通常具有程度上的意义，这类程度式答案应按一定顺序排列，而且应对称，如"很同意""同意""无所谓""不同意""很不同意"。

5. 注意等级答案的明确性　在问卷中经常会有等级答案，譬如"经常""有时""偶尔""从不"。尽管可以采用这种设计，但由于每位调查对象的参考框架是不一样的，有可能同样的频数在不同人中会被当作不同的等级，由此统计得到的结果不一定能反映实际的情况。因此，应尽量采用具体数字或范围的答案。

6. 合理安排答案的排列方式　对于一般陈述性问题，有些调查对象倾向于选择第一个或最后一个答案。对于具有程度差别的答案，有些调查对象倾向于选择非极端的答案。特别是对于收入等敏感性问题的答案，调查对象往往倾向于选择偏少的或居中位置的答案。为了防止这类问题的出现，可以采取一些补救的办法。譬如，对于一般性的类别答案，可以采用随机化的方法设计答案排列次序。对于具有程度差别的答案，则可以通过扩大类别的范围，增加分组的数量来补救。

四、调 查 方 式

问卷调查实施阶段的主要工作是问卷的发放与回收。最常使用的问卷调查方式有自填式和访谈式两大类。

（一）自填式问卷调查

自填式问卷调查包括送发式问卷调查和邮寄调查，前者将问卷直接发放给调查对象，当场填答后收回；后者将问卷寄送给调查对象，由调查对象填写后寄回。随着互联网的发展，还可以通过电子邮件和网络进行问卷调查。

（二）访谈式问卷调查

访谈式问卷调查包括面对面访谈和电话调查。面对面访谈由调查员当面向调查对象询问问卷上的问题，调查对象作答，调查员记录答案。电话调查由调查员通过电话，向调查对象阅读问卷上的问题，调查对象作答，调查员记录答案。

在口腔流行病学调查中，多采用面对面访谈和送发式问卷调查。

五、质 量 控 制

（一）问卷的信度

信度，即可靠性，是指用同一指标重复测量所得到相同结果的程度。信度通常用信度系数来表示，信度系数越大，表明问卷调查结果的可靠性越高。

（二）问卷的效度

效度，即准确程度，指问卷是否能准确地测量出事物的真实程度。效度越高，表示测量结果越能显示测量对象的真正特征。良好的效度是任何测量工具所必备的条件。

（三）预调查

根据研究目的初步设计出问卷后，需要对问卷做预调查。预调查时选择与研究对象相似，但不是研究对象的少数人群进行。根据预调查情况，结合调查对象和专家意见，对问卷进行修改、补充、完善，形成正式问卷。

（四）问卷调查员培训

在问卷调查前，应先对问卷调查员进行培训，令其熟悉问卷内容，掌握访谈技巧。特别是大规模的调查，要保证不同的调查员采用相同的方式进行调查，减少偏倚。

如果是采用送发式问卷调查，对所做调查介绍完毕就可将问卷交给调查对象。但是，如果采用的是访谈式问卷调查，一问一答，掌握提问的技巧非常重要。

问卷调查的前提是给所有调查对象以相同的刺激，然后记录其反应。所以，面对面访谈时调查员必须严格遵守问卷的措辞与提问的顺序。提问时应注意：调查员应持客观的态度；避免其他人在场；避免把问卷给调查对象看；当调查对象不明白提问的意思时，应该尽量按原来的表达方式放慢速度重复提问，必要时可对问题进行解释，但应避免暗示；当调查对象回答模糊，可使用探查语句，但探查必须是中立的，以免影响调查对象的回答。

（五）问卷回收率

通常所说的问卷回收率是回收的问卷份数与发出的份数的比率。回收率是反映问卷调查质量的一个重要指标。问卷的科学设计和良好的访谈技巧是获得高的回收率的保障。提高回收率的方法有多种，常用的有：

1. 版面设计简洁、美观且容易阅读。

2. 问卷问题数量合适且容易回答，最好采用打钩、画圈等选择形式。

3. 争取权威机构的支持，以其名义发放问卷，较易引起重视。

4. 让调查对象事先对研究的目的和意义有所了解，从而更愿意接受调查。

5. 方便调查对象。例如，在邮寄调查时夹寄一个填写好并贴足邮资的回函信封。

6. 注重调查员的培训。调查员具备良好的素质与访谈技巧能提高回复率。

7. 赠送纪念品以表明调查者要求配合的恳切希望，并表达谢意。

第五节　临床试验方法

在口腔临床实践中，口腔科医师经常会遇到判断新技术、新药物或新方法效果的经历，而判断这些效果最常用的方法就是临床试验。临床试验以其客观、准确和高效的优点，被广泛地用于口腔诊断技术、口腔治疗方法和口腔预防措施效果的评价。

一、临床试验的定义和用途

（一）临床试验的定义

临床试验是指以人体作为观察对象，以临床为研究场所，对口腔诊断技术、口腔治疗方法和口腔预防措施的效果进行评价的研究方法。

考点与重点　临床试验的定义

（二）临床试验的特点

临床试验与其他流行病学方法相比有以下特点：首先，临床试验的设计应符合三个基本原则，即随机、对照和盲法。其次，临床试验的研究对象是人，不管研究的内容是诊断技术，还是治疗方法或预防措施，所有的试验必须在人体上进行，因此需要试验对象自愿参与并有良好的依从性。再次，临床试验是一种前瞻性研究，它被人为地给予了干预，包括分组以及干预措施。最后，临床试验需要有一定的时间周期，因为它需要经历疾病发生的完整周期，观察不同疾病需要不同的周期。

（三）临床试验的用途

临床试验的用途广泛，几乎可以涵盖口腔医疗的各个方面，包括病因、诊断、治疗和预防多个领域。

1. 临床效果观察 观察口腔诊断技术、口腔治疗方法和口腔预防措施的效果是临床试验最主要的用途。

2. 对人体副作用评价 临床试验可用来评价各种口腔诊断技术、口腔治疗方法和口腔预防措施的毒副作用。

3. 致病原因研究 临床试验也常被用来进行病因研究，常用于病因论证。对试验组人群用某种危险因素实施干扰，如果试验组人群发病率高于对照组，证明这个危险因素可能就是病因。

二、临床试验的基本分类

（一）历史性对照研究

将历史上曾经做过的临床试验结果作为对照，而现在进行的临床试验设为试验组，拿现在的试验结果与历史上的结果进行比较，这种临床试验方法称为历史性对照研究。这种试验可以节省样本量，但很难排除混杂因素对试验结果的影响。

（二）非随机同期对照试验

试验组与对照组在同一时间开始试验，但试验组与对照组人群的分配没有按照随机化的原则进行，造成一些影响结果的混杂因子在试验组与对照组的分布不均衡，可能会影响试验结果的准确性。

（三）随机对照临床试验

随机对照临床试验，即按照随机化的原则将试验对象分为试验组和对照组，两组对象同时开始临床试验，同时干预，同期随访，最后比较两组试验结果。由于这种方法较好地处理了两组人群之间的混杂因子，所以结果较可靠，是临床试验的常用方法。

（四）交叉设计临床试验

按照随机化的原则在试验开始时将研究对象分为试验组和对照组，在研究的第一阶段试验组接收研究因素的干预，对照组接收对照因素的干预。第一阶段结束后，两组交换干预内容，进入第二阶段的研究。研究全部结束后，比较两个阶段试验组和对照组的结果。这种方法能较好地处理两组人群之间的混杂因子，而且可以使样本量扩大一倍，但只能用于干预效果持续时间较短的临床试验，不然第一阶段的干预效果会影响到下一阶段。

（五）序贯临床试验

试验前可以不设定样本大小，也不设定研究时间，但设定观察指标的有效水平或无效水平，每试验一个或一对受试者后即分析结果，一旦试验达到有效水平或无效水平时立即结束试验。这种试验适合临床患者陆续就诊的特点，可以节约样本量，但只能用于能迅速判断效果的临床试验。

由于随机对照临床试验应用范围最广，是最为经典的试验方法，因此本章以随机对照临床试验为主介绍临床试验的设计方法。

三、临床试验的设计与实施

（一）确定研究的问题和目的

随机对照试验主要用于评估医学干预措施的作用，即回答一个干预措施是否有效、是否益处大于害处的问题。如测试某种新型牙周炎抗菌制剂的效果。

（二）选择研究对象

根据研究的目的选择研究对象。如果进行药物的疗效评价，应该选择患者作为研究对象；如果做预防措施的效果观察，可以选择健康人。这些研究对象可以选自医院门诊或病房，也可以选自社区或学校。但都应有统一的评价指标、统一的纳入标准和统一的排除标准。

1. 评价指标　在临床试验时，评价指标需要具备客观、量化的特点，最好选择"金标准"或国际公认的指标。但在大多数的情况下没有国际公认的评价指标，这时应该选择已被国内同行认可的指标。如果没有公认的指标，就使用自己制订的评价指标。

（1）评价指标应该符合的条件：①特异性，能够针对性地反映研究内容产生的效应；②客观性，不受主观因素干扰；③实用性，指标不复杂，便于掌握；④重复性，在不同的时间和不同的地点，同一人使用这一指标要能够重复；⑤敏感性，有较强的发现研究因素变化的能力，避免漏诊。

（2）常用的评价指标：临床试验根据研究内容选择评价指标，常用的评价指标包括各种率，如发病率、患病率、有效率等。除了率以外，还有各种平均数，如龋均、龋面均等。

2. 纳入标准　诊断明确的病例不一定都符合研究的要求，纳入标准应该根据研究目的和实际情况制订，标准定得太高，不易找到研究对象；标准定得太低，又会影响研究结果。在制订纳入标准时，应尽可能地选择对干预措施有反应的病例作为研究对象。一些旧病例、反复发作的病例，由于已经经过其他方法多次治疗，对新的干预措施也不一定有效，因此尽量不要被纳入。另外，在选择病例时，还需要考虑研究对象的代表性，选择的病例应该体现这种疾病的特点，如果研究的某种疾病好发于老年人，而选择的研究对象却是青年人，试验结果就难以说明问题。

3. 排除标准　对于一些研究对象患有可能影响试验结果的疾病，或这些疾病本身并不影响试验结果，但治疗这些疾病所用的药物或措施可能影响试验结果，这些病例必须被排除。如果对所采用的干预措施有过敏反应，或正在怀孕的对象，一般也需要被排除。另外，一些研究对象虽然符合纳入标准，也没有被排除的因素，但依从性很差，不能根据试验者的要求接受干预或随访，这种对象也应该被排除。

（三）估计样本量

对于一个临床试验，样本量过大会费人力、物力；样本量过小抽样误差较大；因此在试验开始时，应预先计算需要的样本量。同时考虑到在试验过程中会有一部分试验对象中途退出，丢失试验数据，所以一般还需要增加10%的样本量。

对于临床试验时样本量的计算有多种方法，一般都是根据临床试验的方法而确定。

（四）设立对照组

对临床试验必须设立对照，设立对照组的目的是排除非研究因素的干扰。因此要求两组的研究对象必须具有可比性，即除了给予不同干预措施，如治疗外，其他基本情况如性别、年龄、身体状况等应尽可能一致。

（五）随机化分组

随机化分组就是将参加临床试验的受试者随机分配到试验组和对照组的方法。这样做的目的是可以保证每一名受试者均有相同的机会被分配到试验组或对照组，并且保证一些可能影响试验结果的临床特征和影响因素在两组之间分配均衡，使两组具有可比性。

（六）盲法设计

盲法设计是为了消除临床试验中主观因素的影响，这种主观影响可以来自试验者，也可以来自受试者。盲法设计又可以根据程度分下述几种：

1. 单盲 仅试验者知道分组情况，受试者不知道自己属于试验组还是对照组。这种设计虽然消除了来自受试者的主观影响，但不能去除试验者的影响，这种设计主要适用于仅仅根据受试者主诉来判断试验结果的临床试验。

2. 双盲 试验者和受试者都不知道分组结果，试验者不知道哪个受试者被分配在哪组，受试者不知道自己被施以何种干预措施。这样可以消除试验者和受试者两方面的主观因素影响，保持试验公正客观，这是临床试验用得最多的盲法设计。

（七）质量控制

临床试验的干预措施可以是新药、新诊断技术、新预防方法，也可以是各种可能的危险因素，但在干预前需要制订详细干预方案，保证干预质量。应该遵循下述原则：

1. 统一的干预方案 不管研究的目的是什么，任何干预措施在设计时都应该规定干预的形式、干预的程度和干预的时间。如在研究新药的疗效时，用药的剂量、剂型、给药途径、疗程等应有明确的规定。

2. 保证受试者的依从性 依从性指受试者服从研究者要求的程度。在临床试验中，常有受试者不执行试验者嘱咐，或不按规定执行医嘱，使最后的试验结果不可靠，所以在设计临床试验时，需要保证受试者依从性。

3. 避免沾染和干扰 沾染指对照组接受了与试验组相似的治疗措施，使试验组与对照组之间效果差异缩小。干扰指试验组在接受研究措施以外，还接受了类似效果的额外措施，使试验组与对照组之间效果差异扩大。沾染和干扰可以来自研究者，也可以来自受试者。避免的措施是在临床试验设计时制订明确的沾染和干扰范围，在试验开始时向受试者和研究者明确告知，并在干预过程中监督。

（八）确定临床试验周期

口腔临床试验需要一定的试验周期，一般应该根据试验目的决定试验的观察期限，如氟防龋效果观察，至少应持续 2 年，一般为 2 ～ 3 年。牙周病预防措施的效果观察可以持续 6 周到 18 个月。

（九）注意伦理问题

临床试验应该遵循赫尔辛基宣言的基本原则，以保证受试者的利益为基础。应该做到所有临床试验必须有正当的目的，有利于医学科学进步；试验设计必须成熟和周密；研究的内容需要经过充分的基础研究和生物安全性试验；在试验过程中需要有经验丰富的专家或专业人员严密观察，有应急救治措施；要避免损害受试者的利益，对可能造成的损害要给予补偿；受试者应该充分知情，必须得到受试者的知情同意书，并且受试者有权随时退出试验；试验方案必须得到医学伦理委员会的批准。

四、临床试验结果的评价

临床试验的试验结果，并不等同于试验的统计分析结果。临床试验结束后，各项指标首先要经过统计学的处理和分析，在统计学取得有意义的结果后，还需要从设计、测量和文献分析等角度进行综合评价，才能得到最后的试验结果。

1. 设计层面评价　在设计层面，应该考虑选择的试验内容是否能够达到试验的目的，选择的研究对象是否合适，样本含量是否足够，有没有设立对照组，设立的对照组是否正确，是否做了随机化分组，有没有采用盲法，是否考虑了沾染和干扰因素。

2. 测量层面评价　在测量层面，应该考虑在纳入研究对象时有没有执行明确的诊断标准，是否有统一的纳入标准和排除标准，有没有一致的干预措施，依从性如何，选择的评价指标能否客观地反映试验结果，所有受试者的结果是否都被包括在内。

3. 文献分析层面评价　在文献分析层面，应该考虑临床试验的选题是否正确，得到的试验结果在临床实践中有没有意义，这个结果从现有科学知识的角度判断是否合理，能否得到医学知识的支持等。除了上述这些评价以外，近年来随着循证医学的发展，试验结果还可以通过循证医学的方法进行评判。

❓ 思 考 题

1. 常用的口腔流行病学研究方法有哪几种？

2. 问卷设计应遵循的原则包括哪些？

3. 为了解 5 岁儿童的乳牙患龋情况，调查人员对某市目标人群进行口腔检查，从以往资料可知该地区 5 岁儿童乳牙患龋率为 50%，若允许误差为 10%，则此次需要检查的儿童人数是多少？

本章数字资源

第三章　龋病的预防

案例

案例

　　某社区卫生服务中心对辖区幼儿园开展口腔健康筛查时发现，某 5 岁男童口腔中存在 7 颗龋坏牙，但家长因"乳牙会换"未及时治疗。经 Cariostat 龋易感性检测，其菌斑产酸能力评分达 3.0（高危等级）。口腔医生诊断为高龋风险儿童，随即启动分级干预：一级预防（全口涂氟、窝沟封闭）、二级预防（浅龋充填治疗），并指导家长使用含氟牙膏及牙线辅助清洁。经半年随访，新增龋齿数为 0。

问题： 1. 龋病的三级预防是什么？
　　　　2. 评价龋病的常用指数有哪些？

第一节　龋病流行病学

　　龋病是人类最常见的口腔慢性疾病，其流行特征与社会经济发展密切相关。流行病学研究表明，龋病患病率随社会发展呈"低→高→下降"演变趋势。

一、评价龋病的常用指数

　　常用的评价龋病的指数有龋失补指数与国际龋病检测和评估系统，分述如下。

（一）龋失补指数

　　根据 WHO 标准，龋病检查采用视诊结合 CPI 探针探查。龋是指存在冠龋或根龋的牙齿。冠龋诊断标准为：牙点隙窝沟或光滑面存在明显龋洞、釉质下明显破坏或可探及软的洞底或壁部。根龋诊断标准为：牙根面探及软的或皮革样病损。"失"指因龋丧失的牙齿。30 岁及以上者因失牙原因难以区分，按口腔实际缺失的牙数计，未萌出第三磨牙也计为缺失牙。"补"指因龋用树脂、银汞等永久材料充填的牙齿，暂时性材料充填的牙计为"龋"。

　　1. 龋失补指数　是龋病检查的核心评估指标，由"龋（decayed，D）、失（missing，M）、补（filled，F）"三要素构成。其中，"龋"指未经治疗的活跃性龋坏；"失"特指因龋源性病变导致的牙列缺失；"补"代表已完成修复治疗的龋损牙。临床应用中，恒牙龋失补指数用龋、失、补牙数（decayed，missing，filled teeth，DMFT）或龋、失、补牙面数（decayed，missing，filed surface，DMFS）表示。龋失补指数的应用存在个体与群体双重维度：在个体层面，DMF 指数指龋、失、补数量总和；在群体层面则采用该人群的平均龋失补牙数或牙面数，通常称为龋均（mean DMFT）或龋面均（mean DMFS）。乳牙龋失补指数用小写英文字母表示，即乳牙龋失补牙数 dmf，乳牙龋失补牙面数为 dmfs。因龋丧失的乳牙须与生理性脱落区分。在混合牙列中，也可用乳牙龋补牙数（df）或乳牙龋补牙面数（dfs）说明乳牙的患龋情况。

　　2. 龋均和龋面均　龋均指受检查人群中每人口腔中平均龋、失、补牙数，恒牙龋均数值范围为

$0 \sim 32$，乳牙龋均数值范围为 $0 \sim 20$。龋面均指受检查人群中每人口腔中平均龋、失、补牙面数，前牙每颗牙按唇面、舌面（含切缘）、近中面、远中面计为 4 个牙面，后牙按颊面、舌面、近中面、远中面、殆面计为 5 个牙面，恒牙龋面均数值范围为 $0 \sim 148$，乳牙龋面均数值范围为 $0 \sim 88$。

二者计算公式如下：

$$龋均 = \frac{龋、失、补牙数之和}{受检人数} \qquad （式3-1）$$

$$龋面均 = \frac{龋、失、补牙面数之和}{受检人数} \qquad （式3-2）$$

龋均和龋面均在反映受检查人群龋病的严重程度方面敏感度不同。相比之下，龋面均敏感度较高。一颗牙如有 2 个牙面患龋，用龋均计分则为 1，而用龋面均计分则是 2。

考点与重点 龋均和龋面均的概念

3. 患龋率和无龋率 患龋率指在调查期间某一人群中患龋病的频率，常以百分数表示。患龋率常用于描述龋病在群体中的分布情况，主要用于龋病的流行病学研究，如比较和描述龋病的分布，探讨龋病的流行因素等。计算公式如下：

$$患龋率 = \frac{患龋人数总和}{受检人数} \times 100\% \qquad （式3-3）$$

无龋率指全口牙列均无龋（龋、失、补）的人数占全部受检人数的百分率。如果一个群体的患龋率是 66%，无龋率则为 34%。无龋率主要用来表示一个人群口腔健康水平和预防措施的成果。计算公式如下：

$$无龋率 = \frac{全口无龋人数总和}{受检人数} \times 100\% \qquad （式3-4）$$

4. 龋病发病率 通常是指至少 1 年的时间内某人群新发生龋患者数的频率。仅指在这个特定时期内新龋发生的频率。计算公式如下：

$$无龋率 = \frac{全口无龋人数总和}{受检人数} \times 100\% \qquad （式3-5）$$

考点与重点 患龋率和龋病发病率的概念

例：2020 年检查某班 14 岁学生 40 人，其中患龋病者 30 人，龋失补牙数为 D = 60，M = 2，F = 20，龋失补牙面数为 D = 200，M = 8，F = 24；2 年后再对这 40 名学生检查，发现其中 5 名学生有新的龋损，患新龋的牙数为 12，牙面数为 20，计算这班学生在 2020 年的龋均、龋面均、患龋率和 2 年后龋病发病率如下。

2020 年：

$$龋均 = \frac{60+2+20}{40} = 2.05$$

$$龋面均 = \frac{200+8+24}{40} = 5.8$$

$$患龋率 = \frac{30}{40} \times 100\% = 75\%$$

2022 年：

$$龋病发病率 = \frac{5}{40} \times 100\% = 12.5\%$$

5. 龋补充填比 是指因龋充填的牙数占患龋未充填牙数及因龋充填牙数之和的百分比，常用百分数表示。龋补充填比常用于反映地区口腔保健工作的需求程度。其计算公式如下，式中 FT 为因龋已充填牙数，DT 为有龋尚未充填牙数。

$$龋补充填比 = \frac{FT}{FT + DT} \times 100\% \qquad （式 3-6）$$

考点与重点 龋补充填比的概念

6. 根面龋补指数 根面龋常见于中老年人群，是指根面有龋未进行充填、已充填无继发龋或已充填有继发龋的病损，可使用根面龋补指数（decayed，filled roots，DF-root）描述。

（二）国际龋病检测和评估系统

国际龋病检测与评估系统（International Caries Detection and Assessment System，ICDAS）于 2002 年提出，是一种基于视诊的龋病检测和分级系统，可对龋病从早期到晚期各阶段进行评估，并以数字形式进行等级评分。其优势包括：检查可细化到每个牙面，能评估特定龋病类型；分级细化，能反映龋病发展过程；逻辑清晰，易于理解；国际认可度高，使用广泛。但其检查过程较烦琐，耗时长，且早期龋损与牙釉质发育缺陷的鉴别有一定难度。

链接

ICDAS 评分标准

评分 1：牙面湿润时无色泽变化，吹干 5 秒后出现白垩色或褐色不透明病损，仅限窝沟范围，无扩展。

评分 2：湿润时可见白垩色或褐色病损，吹干后变化超出窝沟范围。

评分 3：局限性牙釉质破坏，无牙本质暴露或阴影。湿润时有明显变色，吹干后可见牙釉质结构破坏，可使用 CPI 探针确认仅限于釉质层。

评分 4：牙釉质下可见牙本质黑影，可有或无局限性牙釉质破坏，湿润时阴影更明显，无牙本质暴露。

评分 5：牙本质暴露的明显洞，湿润时牙本质变黑，吹干后可见窝沟内结构破坏，可伴有脱矿表现，可用 CPI 探针确认。

评分 6：牙本质大面积龋洞，至少半数牙齿结构破坏或接近牙髓。

二、龋病流行特征及其影响其流行的因素

（一）龋病的流行特征

1. 区域分布 龋病患病率在世界各国和各地区之间存在显著差异。为了衡量和比较不同国家或地区

居民的龋病患病水平。WHO 以 12 岁和 35～44 岁年龄组的龋均（DMFT）作为龋病患病状况的衡量标准（表 3–1），并据此绘制全球龋病患病状况地图。

表 3–1　WHO 龋病流行程度评价标准

12 岁		35～44 岁	
龋均（DMFT）	等级	龋均（DMFT）	等级
0.0～1.1	很低	0.0～4.9	很低
1.2～2.6	低	5.0～8.9	低
2.7～4.4	中	9.0～13.9	中
4.5～6.5	高	> 13.9	高
> 6.5	很高		

　　根据 WHO 流行病学监测数据显示，全球龋病分布格局已发生显著转变。通过实施系统性预防策略，工业化国家成功实现龋病流行病学转型：12 岁青少年龋均（DMFT）普遍降至中等以下水平。最新全球监测数据显示，206 个国家 12 岁年龄组恒牙龋均中位数为 1.86，呈现明显区域差异——美国（1.2）、日本（1.4）、韩国（1.8）等发达国家控制成效显著，丹麦更以 0.4 的龋均值成为口腔健康标杆。部分发展中国家通过强化口腔公共卫生体系建设取得显著成效。我国 2015 年第四次全国口腔健康调查数据显示，12 岁儿童 DMFT 为 0.86，35～44 岁组 DMFT 为 4.54，均达到 WHO 定义的"低"流行等级。

　　2. 时间分布　20 世纪 60 年代，西方发达国家经历龋病高峰后，自 20 世纪 70 年代起呈现持续下降趋势，这一转变被公认为系统性口腔预防策略的成功实践，其中氟化物的规模化应用具有重要意义。相反，部分发展中国家由于糖类消费激增与口腔预防体系建设脱节，导致龋病发病率持续攀升。我国 2015 年第四次全国口腔健康调查显示防控形势严峻：12 岁儿童恒牙患龋率达 38.5%，较十年前上升 9.6 个百分点；5 岁儿童乳牙患龋率 71.9%，增幅达 5.9 个百分点，我国儿童患龋率呈上升趋势。

　　3. 人群分布

　　（1）年龄：龋病流行特征呈现显著的年龄相关性，主要集中于三个生物学敏感期：乳牙列期、年轻恒牙期及老年牙根暴露期。其发展轨迹具有典型规律：乳牙萌出后即存在患龋风险，26～32 月龄进入快速上升期，5～8 岁达到峰值，6 岁左右乳牙患龋率呈梯度下降。12～15 岁年轻恒牙因矿化不全，特别是第一恒磨牙龋损高发，形成继发流行高峰。25 岁后得益于釉质再矿化及口腔卫生改善，患龋率进入平台期。50 岁以上人群因牙龈退缩导致根面暴露，根面龋发病率急剧上升，形成第三次流行高峰（图 3–1）。

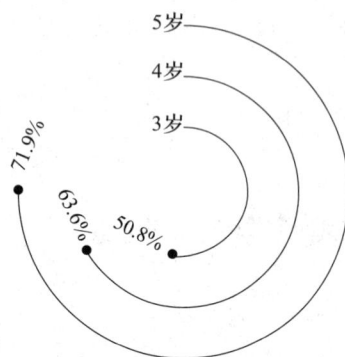
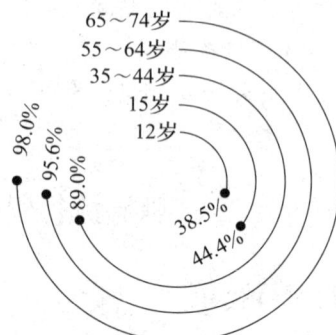

图 3–1　我国各年龄组患龋率

口腔医学领域的杰出专家——樊明文

　　樊明文教授是我国著名口腔医学专家，致力于免疫防龋研究，自20世纪90年代中期开始，在国际上率先构建DNA防龋疫苗，相继研制成功DNA融合疫苗及靶向定位融合DNA防龋疫苗，使疫苗免疫原性提高10倍以上。他作了大量龋病相关的口腔生物学研究，编撰了《口腔生物学》专著，促进了我国口腔生物学研究及学科的形成。樊明文教授的研究在临床与科研方面极具前瞻性与开拓性，为口腔卫生健康事业做出了重大贡献。

　　（2）性别：龋病分布的性别差异呈现阶段性特征。乳牙患龋率通常表现为男性略高于女性，而恒牙龋损则女性高于男性。据第四次全国口腔健康流行病学调查数据显示，5岁儿童乳牙龋均性别差异微小，恒牙龋均存在显著差异，女性群体数值普遍高于同年龄段男性。这种差异可能与生理及行为因素相关。

　　（3）城、乡：龋病分布的城乡差异本质上是社会经济发展不均衡的流行病学映射。在发展中国家，一般城市居民的患龋率高于农村。原因可能是城市居民的饮食习惯和生活方式与农村不同，糖摄入量较多，吃甜食的频率较农村居民高。但在社会经济状况较好的城市地区，居民的口腔卫生习惯已经发生变化。口腔卫生习惯逐步建立，局部用氟被广为推行，基本口腔保健得到保障，使得这些地区的龋病状况得到了明显控制。而乡村地区居民由于预防保健措施未能与经济发展同步，因而出现了农村居民龋均高于城市居民的现象。在我国目前的社会经济情况下，这种现象已变得越来越明显。

　　（4）民族：在一个国家内，不同民族之间患龋情况也不同，这是由于饮食习惯、宗教、人文、地理环境等不同所致。

（二）影响龋病流行的因素

　　龋病的流行状况和分布特征常受多种因素的影响，社会经济状况对龋病流行情况的影响占有比较重要的地位。随着世界各国社会经济的巨大变化导致这些国家居民龋病患病情况发生很大改变。另外，人体氟摄入量和饮食习惯与龋病患病情况也有密切关系。

　　1. 社会经济因素　　社会经济因素是龋病流行的重要影响因素。在流行病学中，社会经济因素能很大程度上帮助人们认识和研究龋病在人群的分布与流行。在社会层面，社会经济因素决定了为大众提供公共保健服务的程度。在家庭层面，家庭的经济情况、父母的受教育程度、职业等会影响父母的健康观念以及卫生习惯等。在个体层面，以上因素又影响了个体对社会所提供的口腔保健服务的利用，例如氟化物的利用，糖的摄入量，以及口腔卫生习惯等。

　　2. 氟化物的摄入　　人体氟的主要来源是饮用水，患龋率一般与水氟浓度呈负相关。我国1983年全国中、小学生龋病和牙周病调查结果显示，水氟浓度在 $0.6 \sim 0.8mg/L$ 时，龋均及患龋率最低，氟牙症率在10%左右，无中度氟牙症发生；当水氟浓度高于 $0.8mg/L$ 时，氟牙症率直线上升，低于 $0.6mg/L$ 时，龋均和患龋率上升。

　　3. 饮食习惯

　　（1）全身营养与龋病：儿童期全身营养状态与龋病发生存在显著相关性。研究显示，牙釉质发育缺陷及生长迟缓的儿童龋齿发生率较正常组高。营养失衡可能通过双重机制影响龋易感性，一方面牙釉质矿化不足直接削弱牙齿抗酸蚀能力，另一方面唾液腺发育不良，导致唾液分泌量减少及缓冲能力下降。值得注意的是，乳恒牙替换异常（如乳牙滞留）与全身营养摄入不均衡相关，因此营养干预应从替牙期前开始。

　　（2）糖类摄入模式的影响：糖的摄入总量和频率越高，龋病发病率越高。糖的加工形式与患龋率密切相关。黏性糖制品（如蜜饯、焦糖等）致龋性显著增高。

　　4. 家族因素　　研究发现龋病有家族倾向，一般是通过遗传、饮食或行为习惯相互影响。家族成员间致龋菌的传播，尤其是母婴间的致龋菌传播被认为是致龋菌在婴儿口腔内定植的主要原因。在对双生子的龋病发生研究发现，环境因素的影响强于遗传因素。

考点与重点　影响龋病的流行性因素

三、龋病的病因

龋病是在以细菌为主的多种因素影响下，牙体硬组织发生慢性进行性破坏的一种疾病。龋病危险因素是指可能会发生龋病的潜在因素，也称易感因素或者有害因素，它包含在促使龋病发生的细菌、宿主、食物、时间及相关的因素之中。这些因素与一个人是否有可能发生龋病有关，因此，了解龋病危险因素是做好龋病防治工作的重要内容。

龋病的四联因素是龋病发生的核心因素。致龋菌的早期定植是导致龋齿发生、发展的一个重要危险因素。牙龈退缩导致牙根暴露会增加患根面龋的风险。佩戴正畸矫治器、设计不良或就位不佳的可摘局部义齿也会增加患龋风险。频繁摄入精制的碳水化合物、频繁使用含糖的口服药物等使得致龋菌连续代谢产酸，菌斑 pH 下降，导致龋齿的发生。

此外，唾液流速低和唾液保护成分不足会导致唾液缓冲能力下降，牙面脱矿的机会增加。进行窝沟封闭、适当的氟化物应用均能够降低龋齿发生的风险。糖类使用的频率与清除率会间接影响菌斑 pH，抗菌药物则可能影响菌斑中的微生物种类，进而对龋齿的发生产生影响。

个体的生活方式与龋病是有密切关联的，个人的行为因素明显与龋病关联。例如口腔卫生差，不良的饮食习惯，不恰当的喂养方式等。经济条件、受教育程度、口腔疾病保险覆盖范围，个人的口腔健康素养、口腔健康态度与口腔健康知识也是与龋齿发生有关的危险因素。既往有患龋经历、主要看护人或兄弟姐妹有严重龋齿的儿童，患龋风险亦增高。

总之，龋病是口腔内滞留于牙面菌斑内的嗜糖致龋菌利用碳水化合物连续代谢而产生的酸，促使牙齿脱矿，造成牙体硬组织的腐蚀性损害。因此，龋病是宿主、细菌、食物及相关多种因素长期反复同时作用的结果。由于龋病相关的危险因素一直在变化，每人患龋的风险也随时间而不同。目前还不能对单一个体或单颗牙齿的龋病活跃性作出准确预测，但是结合各方面危险因素以及口腔科医师的临床经验，能够作出相对客观的判断。

第二节　龋病的预测与早期诊断

一、龋病的风险评估

龋病风险评估是指对患者在一定时期内龋病发生的可能性（如新发龋洞数或初期脱矿白斑），或已存在的病损的大小、活跃性以及程度变化的可能性进行评估，辨别出最有可能患龋的人群，给这些人群提供合适的预防和治疗方法，以阻止龋病的发生和发展。

龋病风险评估的意义在于，如果口腔专业人员能够在最早期阶段（脱矿白斑出现时）发现龋病，便可有效地预防龋病在未来形成牙体缺损。其作用有以下四点：①将仅针对龋病造成的结果治疗，转变为着眼于改善疾病进展状况的治疗；②在讨论个性化预防时，应针对某一个体的特定危险因素入手；③个性化、有选择地决定某个患者预防性治疗及修复治疗的频率和方法；④预估某一个个体龋病未来的进展状态。

龋病风险指标包括三类：①能够直接导致龋病的风险因素，如牙菌斑、糖类的暴露、唾液流率、唾液缓冲能力和唾液 pH。长期低唾液流率被认为是预测龋病高危人群的最有效的唾液指标。②已被证明对预测龋病有一定价值的其他因素，如社会经济地位等因素。③一些可能保护口腔健康，避免受到龋病侵扰的保护性因素，如氟化物暴露。④既往患龋经历和现在病损活跃性是最强的风险指征，可通过操作简便、快速的口腔检查获取。

二、龋病的风险评估方法

（一）ADA龋病风险评估系统

龋病风险评估表由美国牙科协会（American Dental Association，ADA）于2004年提出，包括0～6岁和大于6岁人群的两个评估表，主要用以帮助口腔科医师评估一位患者发生龋的风险性。ADA龋病风险评估表主要包括三方面：促进因素、一般健康情况和临床情况。

促进因素是指可以影响龋病发生和发展的外来因素，包括氟暴露情况、口腔卫生习惯和饮食习惯等。其中氟暴露情况是评价患龋风险的重要组成部分，也是对患龋的一个重要保护因素。在考虑氟暴露情况时，应考虑到氟的使用频率及用氟形式等。

一般健康情况是指患者的身体状况，包括放疗、化疗及药物使用。临床情况包括患龋情况、菌斑情况、矫治器的使用情况等，与龋病的发生直接相关。

风险评估在龋病治疗计划中举足轻重，在为制订个性化预防措施和龋病的管理方面提供有效证据，帮助理解特殊人群中危险因素与患病经历的关系以及帮助实施个性化的、有针对性的预防和管理方案。

（二）CAT龋病风险评估系统

由美国儿童牙科学会提出，并认为龋病风险评估是婴幼儿、儿童、青少年临床口腔保健的必需元素。该评估系统包括临床情况、环境因素和一般健康情况。临床情况需通过临床检查和微生物检测得出。环境因素可通过问卷调查得出。一般健康情况包括需要特殊医疗、有减低唾液流速的因素等。该评估系统将儿童的龋病风险分为高、中、低三级，根据龋病危险因素的情况，决定患者风险等级。

（三）CAMBRA龋病风险评估系统

美国加利福尼亚牙科协会于2002年提出的龋病风险评估系统（caries management by risk assessment，CAMBRA），包括0～6岁和大于6岁人群的两个评估表。评估表主要包括疾病指标、危险因素和保护因素三部分。疾病指标是指临床观察到的过去患龋情况及龋活跃情况。危险因素是指能促使患者在未来有新龋发生或使现病损的危险程度增加的生物因素。保护因素是指能降低现有危险因素的生物或治疗方法。通过以上三大部分之间的平衡关系（当风险因素增加时，为维持平衡，保护因素也相应增加），即可决定患者龋病的风险。

（四）Cariogram龋病风险评估系统

瑞典学者Petersson等研发出的Cariogram系统，是将受试者的各种危险因素作为变量输入计算机程序，并将最终结果以饼形图显示出来。考虑到龋病风险中各因素之间的交互关系，该程序可通过权重评估表示出一位患者的龋病风险。同时该程序还可根据结果给患者提供预防新龋发生的方法。Cariogram系统包含患龋经历、相关疾病、饮食结构、饮食次数、牙菌斑量、变异链球菌、氟化物应用项目、唾液分泌、唾液的缓冲能力九部分龋病因素。通过输入上述九部分的相应分数（0～3），程序运算即可得出饼形图，并以避免新龋实际发生的可能性（1%～100%）显示未来一段时间患龋的风险。

考点与重点 龋病的风险评估方法

三、龋病的实验室检测评估

龋病的实验室检测评估中目前较成熟的方法如下。

（一）Dentocult SM 试验

1. 目的 根据唾液中每毫升变异链球菌菌落形成单位（CFU/mL）的数量来判断龋的活性。

2. 试剂盒 标准的塑胶附着板、杆菌肽纸片、石蜡、5mL 带螺帽的培养试管（含有培养液）。

3. 检测方法 受试者先咀嚼一粒石蜡丸，1 分钟后，持附着板在舌背部翻转涂抹 10 次，立即将附着板放置培养试管内，旋上螺帽，37℃培养 48 小时，观察附着板上的变异链球菌密度情况。

4. 结果判断 分四度：$< 10^4 CFU/mL$ 为 0 度；$10^4 \sim 10^5$（不含）CFU/mL 为 1 度；$10^5 \sim 10^6 CFU/mL$ 为 2 度；$> 10^6 CFU/mL$ 为 3 度。其中 3 度为高龋的活性。

（二）Cariostat 试验

1. 目的 检测牙表面菌斑内产酸菌的产酸能力。

2. 试剂盒 含溴甲酚紫及溴甲酚绿的液体培养管、标准棉签。

3. 检测方法 用标准棉签涂擦一侧牙颊面菌斑 4 ～ 5 次，将棉签放置培养管内，37℃，48 小时培养，观察培养液颜色变化（图 3-2）。

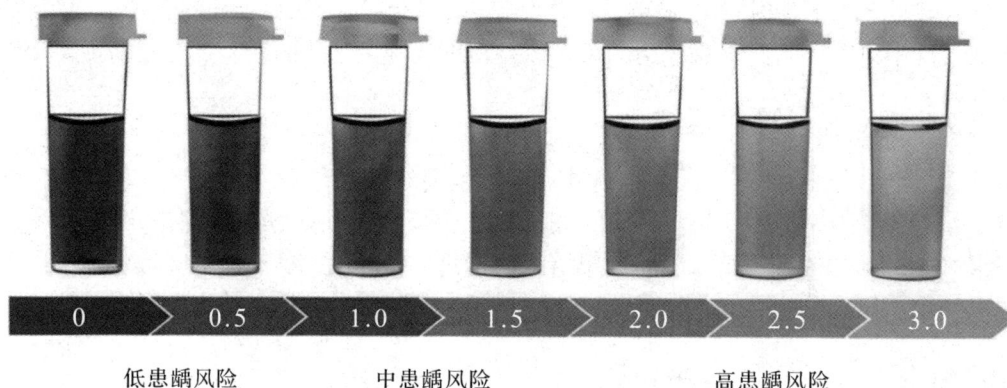

图 3-2 检验结果判别参考示意图

4. 结果判断 产酸能力由低到高依次是蓝紫色、绿色、黄绿色、黄色，分值依次为 0、0.5、1.0、1.5、2.0、2.5、3.0。0 和 0.5 分值为低患龋风险，1.0 和 1.5 分值为中度患龋风险，2.0、2.5 和 3.0 分值为高度患龋风险。

（三）Dentocult LB 试验

1. 目的 主要观察唾液中乳杆菌的数量。

2. 试剂盒 含乳杆菌固体培养基试板、带螺帽培养管。

3. 检测方法 受试者咀嚼一粒石蜡丸，1 分钟后，收集唾液于容器内，再将唾液均匀浇至培养板的培养基表面，去除多余唾液，35℃培养 4 天，观察培养板上乳杆菌菌落密度。

4. 结果判断 分四级：1000/mL（$10^3 CFU/mL$）、10 000mL（$10^4 CFU/mL$）、100 000mL（$10^5 CFU/mL$）、1000 000/mL（$10^6 CFU/mL$）。$> 10 000/mL$（$10^4 CFU/mL$）为高龋的活性。

（四）Dentobuff Strip 试验

1. 目的 了解唾液的缓冲能力。

2. 方法与原理 受试者口含黄色酸性试条，试条变为蓝色，说明唾液可使酸性试条 pH 提高，唾液有一定缓冲能力。

3. 产品 黄色试条。

4.结果判读　试条从黄色变为蓝色，表示 pH > 6.0，说明唾液有缓冲能力，颜色不变则缓冲能力差。

考点与重点　龋病的实验室检测评估

四、早期龋的诊断

早期龋指龋病进展的初始阶段，此时牙釉质表层仅轻微破坏，深层发生显著脱矿，临床表现为白垩色斑块，又称为白斑龋。这一阶段因牙釉质表层结构基本完整，可通过促进再矿化实现逆转，是龋病预防的关键窗口期。及时识别早期龋并采取干预措施，可有效阻断病损进一步发展为不可逆的龋洞。

当前早期龋的诊断依赖于多维度评估体系，包括临床检查、X 线检查和特殊仪器检查等。值得注意的是，早期龋的诊断需综合判读，避免单一方法误判。例如，邻面早期龋常需结合 X 线与探诊结果，而光滑面龋需警惕干燥环境下出现的假性白垩色改变。

（一）临床检查

1.光滑面早期龋　表现为唇颊面、舌腭面牙釉质表层下的白垩色斑块（图 3-3）。检查时需先彻底清洁牙面，隔湿吹干以消除唾液折光干扰，通过肉眼观察白垩色斑是否存在。为避免损伤再矿化层，禁止使用尖探针划探。

2.窝沟早期龋　窝沟早期龋可见窝沟部位白垩色脱矿或色泽加深，探诊时感觉粗糙且质地松软。此类龋损需结合视诊与触诊综合判断。

3.邻面早期龋　邻面早期龋易被忽视，临床表现为牙釉

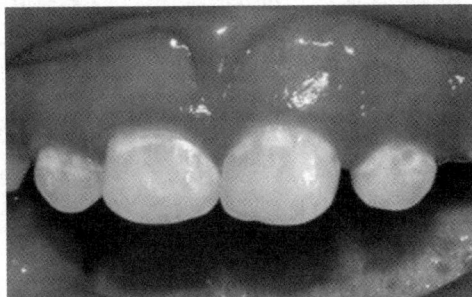

图 3-3　光滑面早期龋

质表面粗糙或 X 线透影。诊断时需选择合适的投照技术。殆翼片适用于邻面表层下脱矿的显示，而平行投照根尖片能更清晰地观察龋损范围。需注意的是单纯依赖探诊易漏诊，应联合 X 线检查以提高准确性。

（二）X 线检查

X 线诊断早期龋是临床上除视诊及探诊之外使用最广泛的辅助诊断龋齿的方法，特别是在诊断邻面龋方面。多用殆翼片及根尖片，适合邻面龋或继发龋的诊断。随着数字化技术的发展，数字化 X 线（DR）凭借辐射剂量低、图像即时可调等优势，逐渐成为咬合面微小脱矿检测的首选。

（三）特殊仪器检查

1.光纤维透照法　通过检测牙釉质脱矿引起的透光性改变辅助早期龋诊断。当牙齿局部脱矿形成孔隙时，高强度白光透照会产生暗影，从而定位病变。

2.数字化光纤维透照技术　利用高精度摄像头捕捉透照影像后，经计算机算法增强对比度并生成可视化分析界面，使早期龋损的暗影呈现更清晰。该技术可实时显示未成洞的浅层脱矿病灶，尤其对邻面微小龋损的分辨率显著高于传统视诊，且避免了 X 线辐射风险。

3.激光诱导荧光系统　通过特定波长激光激发牙体组织，利用矿化差异产生的荧光特性进行龋病诊断。①激光荧光龋病诊断仪：采用便携式设计，发射脉冲光激发牙齿不同区域的荧光，脱矿区域因胶原暴露导致荧光波长延长（正常牙釉质发蓝光，龋损区显红光）。探测器收集荧光信号后经数字化处理，生成量化数值并与诊断阈值比对，可评估矿化状态及龋损深度。②定量光导荧光检测仪：则基于牙釉质自荧光现象，通过光纤探头测量经脱矿牙釉质传导的荧光强度。由于脱矿导致光传导性下降，龋损区域呈现荧光减弱。

4. 电阻抗龋检测技术　当釉柱间因脱矿形成间隙并渗入富离子唾液时，牙釉质导电性显著增强，电阻值下降幅度与龋损严重程度呈正相关。通过测量牙齿表面与口腔间的电阻值差异，即可评估龋病发展状态。

第三节　龋病的预防方法

一、龋病的分级预防

龋病的分级预防体系涵盖三级策略，体现了从病因干预到功能修复的全程管理理念。

（一）一级预防

1. 进行口腔健康教育　普及口腔健康知识，了解龋病发生的知识，树立自我保健意识，养成良好的饮食习惯和口腔卫生习惯。

2. 控制及消除危险因素　对于口腔内存在的危险因素，应采取可行的防治措施。定期口腔检查，在口腔医生的指导下，合理使用各种氟化物及窝沟封闭等其他防龋方法。

（二）二级预防

早期诊断、早期处理，定期进行临床检查及 X 线辅助检查，发现早期龋及时充填，避免龋损的进一步发展和破坏。

（三）三级预防

1. 防止龋病的并发症　治疗深龋以防止龋病进一步发展为牙髓炎或根尖周炎。

2. 恢复功能　对龋病引起的牙体缺损、缺失及牙列缺损，应及时修复，以恢复口腔正常功能，保持身体健康。对不能保留的牙应及时拔除。

一级预防应作为核心策略优先实施，二级预防通过早期发现降低治疗成本，三级预防虽属被动补救但仍是维护口腔功能的重要环节。三者相互衔接，共同构建龋病防治的全链条管理体系。

考点与重点　龋病的三级预防

二、龋病的预防方法

龋病作为多因素引起的慢性疾病，其预防需采取综合防控策略。其中一级预防通过消除致病危险因素实现根本性防控，是龋病防治的重点环节。其具体方法包括菌斑控制、控制糖的摄入和使用糖代用品、增强牙齿抗龋能力。

（一）菌斑控制

1. 机械方法　机械清除菌斑是简易的自我保健方法，包括刷牙、使用牙线、牙间隙刷和电动冲牙器清洁牙齿等。目前牙刷种类繁多，但基本的功能原则是：最大限度地清除牙表面菌斑，减少对牙表面的磨损及牙龈损伤。相关内容详见第七章。

2. 化学方法　详见第七章的相关内容。

3. 其他方法

（1）免疫方法：预防龋病的免疫学方法包括主动免疫和被动免疫。①主动免疫防龋通过靶向致病菌抗原刺激机体产生特异性抗体，利用唾液 IgA 抑制致龋菌定植。目前研发的防龋疫苗主要包括：全菌体疫苗、亚单位疫苗、多肽疫苗、基因重组疫苗及核酸疫苗等，但其临床转化仍面临科学瓶颈。②被动免疫防龋通过直接向口腔黏膜递送特异性抗体，阻断致龋菌抗原与宿主受体结合，实现即时抑菌作用。其优势在于安全性高且无须激发免疫应答。将抗体提取出后制成某种形式的制剂，如漱口水、牙膏等，然后通过漱口、刷牙等形式作用于口腔致龋菌，从而获得防龋效果。

（2）生物方法：通过酶类调控菌群微生态。非特异性蛋白酶可破坏细菌细胞膜，抑制菌斑黏附。常见于牙膏中，稳定性高、成本低且安全性良好。特异性葡聚糖酶可靶向分解葡聚糖，阻断变形链球菌合成胞外多糖，减少菌斑堆积。但特异性酶制剂因活性维持困难及免疫原性限制，尚未大规模推广。

（3）中药方法：动植物提取物的应用。①植物提取物应用：厚朴、五倍子含黄酮类化合物，通过抑制变形链球菌生物膜形成及产酸能力发挥防龋作用。茶多酚富含儿茶素，兼具抗菌与抗氧化特性，可减少牙菌斑内毒素释放。②动物源活性物质：蜂胶含萜类化合物与酚酸，可促进牙本质小管再生修复。植物提取物多以复方制剂形式用于漱口水或牙膏，协同增强抗菌效果；动物源活性物质尚处于局部缓释贴片研发阶段。

（二）糖的摄取和糖代物的使用

1. 控制糖的摄入

（1）糖的致龋性和含糖食品：蔗糖是致龋性最强的糖，果糖和麦芽糖等也具有一定的致龋性，乳糖的致龋性较弱。牛奶中的乳糖（奶糖）、水果及蔬菜中的糖属于内源糖，对牙健康的危害非常小。食品中添加的外来糖称游离糖，是使龋发生的主要致病因素。例如以淀粉为主要成分的食物（如马铃薯、面包、米饭等）不易致龋，但精制面粉经过加热处理与糖混合制成的食物（如饼干、糕点等）则像糖本身一样具有致龋性。另外，饮料的致龋性也不应忽视。

（2）摄糖频率与量：摄糖频率与龋的发生密切相关，同时也不能忽视摄糖量，对于正在发育的儿童及青少年在保证摄糖量满足发育的同时，要控制好摄糖的频率。研究表明每日摄糖量的多少、摄糖频率的大小与龋的发生呈正相关。因此，应建议龋易感者减少摄糖量和摄糖频率，且进食甜食后应及时清洁口腔。

（3）饮食中糖的来源：对于学龄儿童，2/3 的游离糖来源于零食、软饮料和餐桌上的糖。水果味的含糖饮料是口腔健康的最大危害，常常也是猛性龋的致病因素。另外，也不能忽视奶制品中加入额外的糖，这也是导致儿童易患龋的原因。

2. 糖代物的使用

糖代用品是具有甜味且难以被口腔微生物代谢产酸的物质，主要包括木糖醇、山梨醇及甘露醇等糖醇类，其通过抑制细菌代谢通路降低龋病风险。研究表明，木糖醇在防龋方面是被研究最多的也是最有发展潜力的糖代用品。因木糖醇安全性高且具备机械清洁辅助功能，木糖醇被广泛添加至无糖口香糖、漱口液及含氟牙膏中。

> **链接**
>
> ## 木糖醇的历史
>
> 1890 年代初期，德国科学家 Fisher、Stahe 和法国学者贝特朗率均发现一种自然五碳糖醇－木糖醇。木糖醇早期研究局限于其甜味特性。第二次世界大战期间，欧洲糖料短缺促使芬兰等国将木糖醇列为战略甜味剂，加速其规模化生产。此后 40 多年里，北欧科学家持续探索其生物安全性与营养价值，为其临床应用奠定基础。1963 年美国批准木糖醇作为食品添加剂后才用于口腔健康研究。20 世纪 70 年代初，临床研究表明木糖醇可显著抑制牙菌斑形成，由此开启数千项机制验证研究。目前，木糖醇已被广泛应用于无糖口香糖、漱口液及医疗耗材，成为龋病一级预防的重要载体。

（三）增强牙抗龋力

牙齿的发育成长是从孕期和婴幼儿时期开始的，所以乳牙发育期需同步关注母婴营养与口腔健康，通过保障钙、磷及维生素 D 摄入预防胎儿牙胚矿化不良，并控制妊娠期龋病及哺乳期喂养方式以减少病原菌垂直传播风险。恒牙发育期是婴幼儿时期和学龄前时期，需强化儿童营养支持，避免恒牙发育障碍，同时通过氟化物应用及窝沟封闭术等手段增强抗龋力。

1. 加强孕期及婴幼儿期口腔健康

（1）孕期保健：①口腔疾病防控。孕妇需及时治疗龋病（尤其活动性龋）、龈炎及牙周炎，避免病原菌垂直传播；注重口腔卫生清洁，降低早产、低出生体重儿风险，避免出现乳牙釉质矿化不良等现象。②全身健康管理。保证均衡营养摄入，维持母婴正常代谢，为胎儿牙胚发育及新生儿口腔组织健康奠定基础。

（2）婴幼儿期管理：①喂养与营养支持。乳牙萌出前需科学喂养，避免高糖饮食；重视钙剂补充及膳食均衡，促进乳牙正常萌出与恒牙胚发育，预防釉质发育异常。②口腔卫生环境。母亲及看护人应定期接受口腔检查，控制自身龋病风险，避免婴幼儿接触致龋菌；3 岁前建立口腔清洁习惯，降低乳牙龋易感性。

2. 加强儿童及青少年口腔保健

（1）氟化物应用：在乳牙列至恒牙替换期，通过局部涂氟及含氟牙膏的应用，增强釉质抗酸能力，降低龋病发生率。

（2）窝沟封闭术：对乳磨牙及恒磨牙实施深窝沟封闭，术后定期监测封闭剂留存情况。

（3）综合健康管理：减少高糖零食摄入，增加膳食纤维以促进机械清洁；通过咀嚼训练强化颌骨发育，避免牙列不齐；建立"早晚刷牙 + 定期检查"的口腔卫生习惯，结合 X 线龋齿筛查实现早期干预。

❓ 思 考 题

1. 评价龋病的常用指数有哪些？
2. 龋病的三级预防分别是什么？
3. 简述龋病的预防方法有哪些？

本章数字资源

第四章 氟化物的应用

案例

患者，女性，28岁。自幼牙齿颜色呈现白垩色或黄褐色斑块。随着年龄增长，色泽异常愈发明显，牙冠表面粗糙，磨损明显。周围同龄伙伴们也有类似情况。曾尝试多种美白牙膏，但均无明显改善效果，遂来我院就诊。

问题：1. 患者可能患有何种疾病？

2. 我们应如何使用好氟化物这把"双刃剑"？

第一节 概 述

一、人体氟来源及代谢

（一）人体氟来源

人体氟的来源主要包括饮水、食物、空气以及一些含氟的药物和用品等。

1. 饮水 是人体摄入氟的主要来源之一，约占人体氟来源的65%。饮水中的氟含量因地区而异，一般来说，地下水的氟含量高于地表水。不同地区，水含氟量不同。在一些天然氟含量较高的地区，如某些火山活动频繁地区或富氟地质区域，水中氟含量可能相对较高，可能导致氟斑牙、氟骨症等疾病；而部分地区，水中氟含量则较低，导致龋齿的发病风险升高。

2. 食物 人体每天摄入的氟约有25%来源于食物，包括植物性食物和动物性食物。植物从土壤和水中吸收氟，因此不同地区种植的植物氟含量有所不同。茶叶中氟含量相对较高，尤其是老叶制成的茶叶。此外，蔬菜、水果等植物性食物也会含有一定量的氟，但通常含量较低。动物通过摄入含氟的饲料和饮水来获取氟，肉类、蛋类等动物性食物中的氟含量相对较低且较为稳定。

3. 空气 在某些工业生产过程中会排放含氟的废气，这些废气中的氟化物会以气态或颗粒态的形式存在于空气中。此外，燃煤过程中也会释放出一定量的氟，特别是在一些高氟煤地区，室内燃煤产生的氟污染会比较严重。人们通过呼吸作用吸入空气中的氟化物，长期暴露在高氟环境的空气中，造成机体氟中毒。

4. 其他 人们日常生活中常用的含氟口腔护理用品，如果应用过量，也会导致氟摄入量过高。低龄儿童使用含氟牙膏后由于吞咽反射尚未完全建立，使用含氟牙膏后有氟摄入量增高的风险。因此，低龄儿童不推荐使用含氟牙膏。

（二）人体氟代谢

人体氟代谢过程分为吸收、分布和排泄三个环节。

1. 吸收　氟主要随饮水、食物或借助一些氟载体通过消化道进入体内，而空气中的氟可以通过呼吸道在肺部吸收后进入体内。

（1）吸收率和程度：像氟化钠等大多数水溶性氟化物，在胃肠道内能够迅速溶解并解离出氟离子，可被快速吸收，30～60分钟达到高峰，吸收率通常能达到90%左右。如氟化钙等难溶性氟化物，在胃肠道内溶解度低，吸收率一般在10%～30%。

（2）吸收机制和部位：对于大多数以离子形式存在的氟化物，以被动转运的形式被吸收。在酸性环境下，氟化物更容易转化为脂溶性较高的氢氟酸，氢氟酸易穿透细胞壁被吸收。因此，胃酸分泌较多时，氟的吸收率可能会相对提高。大部分氟在胃和小肠被吸收，尤其是小肠中的十二指肠和空肠段。此外，呼吸道、口腔黏膜和皮肤也能吸收少量氟。

2. 分布

（1）血液、乳汁和软组织：人体约75%的氟存在于血浆中。血浆氟通常以离子氟（游离氟）为主，离子氟随着血液循环被输送到全身各个组织和器官，参与维持体内氟的动态平衡。乳汁中的氟约为血浆氟的一半，游离氟浓度小于0.01mg/L，是母乳喂养婴儿的重要氟来源。软组织中的氟不到1%。肾脏和甲状腺的氟含量较高，肌肉、肝脏和大脑等软组织中含量较低。

（2）骨骼和牙齿：体内约99%的氟沉积于钙化组织中，例如骨、牙釉质和牙本质。氟与骨骼中的羟基磷灰石结合，形成氟磷灰石，有助于增强骨骼的强度和硬度。随着年龄的增长，骨骼中的氟含量会逐渐增加，而氟吸收利用率与骨的发育阶段有关，与成人相比，处于生长发育阶段的儿童骨骼具有更强的摄氟能力。

氟在牙齿中的含量主要取决于牙发育矿化过程中的结合量。牙釉质表面的氟含量相对较高（500～4000mg/kg），深层较低（50～400mg/kg）。而牙本质中的氟含量介于牙釉质表层和深层之间。

（3）唾液和菌斑：唾液中含氟量约占血浆的2/3，其主要来源于血液中的氟通过唾液腺分泌进入唾液，另外也与日常饮食中和局部用含氟制剂的氟含量有关。使用含氟制剂后，唾液中氟可迅速升高100～1000倍，1小时内迅速回落，3～6小时恢复至基本水平。牙菌斑中氟含量为5～10mg/L（湿重），约为全唾液的100～200倍。在非氟化地区，菌斑中氟主要来自唾液、饮食和龈沟液。

3. 排泄　氟的排泄主要依赖肾脏，健康成人40%～60%的氟由肾脏排出，儿童为45%。肾的氟清除率与尿液pH密切相关。pH越高（碱性尿），尿流速越快，肾清除氟的速度越快，反之则慢。机体还可以通过粪便和汗腺排出氟，其中粪便排出的氟占12.6%～19.5%，汗腺占7%～10%。

二、氟化物对人体的影响

氟化物对人体的影响具有两面性，适量的氟化物对人体健康有益，具有预防疾病和维护机体正常生理功能的作用，而过量摄入则会对人体产生危害，造成急慢性氟中毒等。

（一）氟的总摄入量

氟的总摄入量为每人每天经饮水、食物和空气摄入氟离子（F^-）的总量（mg/d）。《人群总摄氟量卫生标准》（WS/T 87–2016）规定：8～16周岁（包括16周岁）人群，每人每日总氟摄入量≤2.4mg；16周岁以上的人群，每人每日总氟摄入量≤3.5 mg。氟的总摄入量包括两个含义，一是适宜总摄氟量，简称适宜摄氟量，是指防龋和维护其他正常生理功能的生理需要量。另一个是安全总摄氟量，简称安全摄氟量，是指人体最大可能接受的量。当机体长期摄入超过安全摄氟量的氟化物时将会导致慢性氟中毒的发生。氟的安全摄入量和适宜摄入量的标准很难统一，因此目前只是提供一个范围，即每千克体重每天的摄氟量在0.05～0.07mg是适宜的，一般不应超过上限。

（二）氟化物的生理作用

氟是人体必需的 14 种微量元素之一，也是人体的组成成分之一。

1. 氟在人体的新陈代谢过程中发挥着独特作用，能够调节体内多种酶的活性。

2. 氟参与体内的钙磷代谢平衡调节。它可以促进肠道对钙、磷的吸收，进而维持骨骼和牙齿的正常矿化过程，保证骨骼和牙齿的健康发育与正常功能。

3. 适量的氟可以有效预防和减少龋齿的发生（详见本章第三节）。

（三）氟化物的毒性作用

1. 急性氟中毒　短时间内一次性摄入大量的氟，可导致急性不良反应，即为急性氟中毒。主要症状包括恶心、呕吐、腹痛、腹泻及肠道出血等，重者引起心、肝、肾器质性损害，甚至昏迷，摄入过量氟可在 4h 内导致死亡。急性氟中毒起病急、病情进展快，急救的处理原则主要包括催吐、洗胃，使用钙、铝制剂，立即口服 1% 氯化钙或葡萄糖酸钙，或饮用大量牛奶来代替，以及对症治疗和支持治疗等。

根据氟摄入量的不同，采取救治方案也不同：①当氟摄入量小于 5mg F^-/kg，可口服一定量钙、铝作为解毒剂；②当氟摄入量达到或超过 5mg F^-/kg，应先立即采取急救措施，然后住院观察；③当氟摄入量接近或超过 15mg F^-/kg 时，应采取紧急措施，立即将患者收入医院进行急救处理。最简单易行的现场抢救措施之一是迅速给患者补充大量牛奶。

2. 慢性氟中毒　慢性氟中毒是由于长期摄入过量氟化物而引起的全身性疾病。慢性氟中毒主要表现为氟牙症、氟骨症，严重时可累及神经、肌肉及其他系统。根据氟来源的不同，其可分为地方性氟中毒和工业性氟中毒。

地方性氟中毒是一种在特定地理区域内，人们通过饮水、空气或食物长期摄入过量氟元素而导致的慢性全身性疾病，又称为地方性氟病。主要特征为氟骨症和氟牙症。地方型氟中毒又分为饮水型氟中毒、燃煤型氟中毒和饮茶型氟中毒。饮水型氟中毒最为常见，多见于我国华北、西北、东北等部分地区，地下水中含氟量过高，人们长期饮用高氟水，引发中毒。燃煤型氟中毒主要分布在我国西南、中南等地区，居民使用含氟量高的煤作燃料，在燃烧过程中释放大量氟化物，污染室内空气和食物，人们通过呼吸和饮食摄入过量氟。饮茶型氟中毒多见于我国少数民族聚居的高海拔地区，如西藏、青海、四川等。当地居民长期大量饮用含氟量高的砖茶等，导致氟摄入过量。

工业氟中毒是由于在冶金、冰晶石、化肥或火电厂等工业生产过程中，劳动者通过吸入、食用或饮水摄入大量的氟，每日可达 20 ～ 80mg，持续 10 ～ 20 年，导致骨硬化症。

考点与重点　氟化物的毒性作用

三、氟化物的防龋机制

（一）抑制釉质的脱矿和促进釉质再矿化

羟基磷灰石是牙釉质的主要成分，其在酸的作用下会发生溶解。氟离子可以与羟基磷灰石中的羟基发生交换，形成氟磷灰石。氟磷灰石的晶体结构比羟基磷灰石更加稳定，在酸性环境中的溶解度更低，从而增强了牙釉质抵抗酸侵蚀的能力。

当牙釉质表面发生脱矿后，口腔中的钙、磷等离子可以在一定条件下重新沉积到脱矿的部位，实现再矿化。而氟化物能够促进这一再矿化过程。一方面，氟离子可以吸引钙、磷等矿物质离子，增加它们在牙釉质表面的浓度，促进矿物质的沉积；另一方面，氟离子还可以改变矿物质沉积的晶体结构，使其更加稳定，提高再矿化后的牙釉质质量。

（二）氟对微生物的作用

1. 对糖酵解的影响 氟化物能够抑制细菌糖酵解途径中的关键酶，尤其是烯醇酶。烯醇酶在糖酵解中催化 2-磷酸甘油酸转化为磷酸烯醇式丙酮酸，氟化物与烯醇酶活性中心的镁离子结合，抑制其活性，从而阻断糖酵解过程，减少丙酮酸和乳酸的生成，降低细菌的产酸能力。

2. 抑制细菌产酸 氟化物以氢氟酸的形式扩散进入细胞，氢氟酸在碱性胞浆中分解为氢离子和氟离子，产生三种结果：降低细胞内氢氟酸浓度刺激更多氢氟酸扩散进入细胞；增加细胞内氟离子浓度；增加细胞内氢离子浓度（pH 下降），使产酸减少。

考点与重点 氟化物的防龋机制

链接

氟化物对致龋菌作用机制研究

除了已知的氟化物抑制致龋菌生长、影响细菌细胞膜通透性等，最新研究发现氟化物可能诱导致龋菌遗传物质突变，影响其遗传稳定性，使致龋菌基因表达谱改变，影响其致病特性，长期低剂量氟化物暴露可能选择性地淘汰部分致龋菌种群。

四、氟 牙 症

氟牙症又称氟斑牙或斑釉牙，是指牙齿在发育矿化期间，因摄入过量氟化物而导致牙釉质结构异常的一种慢性疾病，是地方性慢性氟中毒最早的体征出现。其主要特征是牙釉质出现不同程度的矿化不良和外观改变，通常表现为釉质表面出现白垩色斑块、黄色或棕色着色，严重时可能出现釉质缺损或凹陷。

（一）氟牙症指数

氟牙症指数是用于衡量和评估人群氟牙症流行程度和严重程度的指标。目前应用最广泛为 Dean 氟牙症分类标准（表 4-1）及其指数。Dean 指数是根据牙釉质表面光泽度、颜色改变程度和缺损程度等对氟牙症进行分类和评分，然后通过公式计算得出指数值。Dean 指数能反映氟牙症在人群中的流行情况。具体计算方法是以社区为单位，将每个个体的氟牙症损害程度按照标准分为 6 个等级，分别赋予不同的分值（0、0.5、1、2、3、4），然后计算该社区人群的平均得分，即为 Dean 指数。

表 4-1 Dean 氟牙症分类系统标准

分类（加权）	标准
正常（0）	釉质表面光滑、有光泽，呈乳白色或半透明状。
可疑（0.5）	牙釉质半透明度有轻度改变，可能表现为少量白色斑点或条纹，但不易察觉。
很轻度（1）	釉质表面出现小而分散的白色不透明区域，白色斑块局限，面积不超过牙面的 25%。
轻度（2）	白色不透明区域更广泛，覆盖牙面的 25% ~ 50%，可伴有少量浅黄色或棕色着色。
中度（3）	牙釉质表面有明显磨损、棕染，常很难看。
重度（4）	牙釉质表面严重受累，发育不全明显，以致可能影响牙齿的整体外形。有缺损或磨损区棕染广泛，牙齿常有侵蚀现象。

$$Dean\ 指数 = （可疑人数 \times 0.5 + 很轻度人数 \times 1.0 + 轻度人数 \times 2.0 + 中度人数 \times 3.0 + 重度人数 \times 4.0）/ 受检人数$$

（式 4-1）

式中的 0.5 ～ 4.0 分别为其加权系数。氟斑牙指数的判定标准：0.4 以下为阴性；0.4 ～ 0.6 为边缘线，是许可范围；0.6 ～ 1.0 为轻微流行；1.0 ～ 2.0 为中等流行；2.0 ～ 3.0 为重度流行；3.0 以上为极重度流行。我国进行第四次全国口腔健康流行病学调查，采取 Dean 分类法检查氟牙症。所调查的 31 个省市 12 岁氟牙症指数为 0.28，患病率是 13.4%，属于许可范围。

考点与重点　*氟牙症指数*

（二）氟牙症的流行特征

1. 地区分布　氟牙症的流行具有明显的地区性，其发病与当地水、土壤、空气中的含氟量密切相关，含氟量过高氟牙症则流行。氟牙症是地方性氟中毒的早期指征，饮用水是摄入氟的一个最大来源。我国生活饮用水卫生标准中规定：氟化物限值为 1.0mg/L。饮水含氟量以 0.5 ～ 1mg 为适宜浓度，超过此浓度将引起氟牙症的流行。我国的内蒙古、山西、陕西等部分地区，水氟浓度普遍超过 3mg/L。在我国一些高氟煤矿区，虽然水氟浓度很低，土壤和空气中的氟含量却很高，居民通过呼吸、饮食等途径摄入过多的氟，进而引发氟牙症。

2. 年龄分布　乳牙的发育主要在胎儿期和婴儿期，胎盘对氟有一定的屏障作用，过量的氟难以通过胎盘屏障，且乳牙釉质矿化程度较低，对氟的吸收和蓄积能力较弱，所以乳牙较少发生氟牙症。氟牙症主要发生在恒牙，6 岁以后恒牙开始萌出，氟牙症患病率逐渐升高，至 12 岁左右恒牙完全萌出，氟牙症维持一个相对稳定的水平。成年人恒牙已经发育完全，但如果长期暴露在高氟环境中，可表现为牙本质和牙骨质的氟沉积。中年以后，因龋病或牙周病导致恒牙的脱落，氟牙症患病率开始下降。

3. 性别分布　氟牙症的发生一般无明显的性别差异。在相同的高氟环境下，男性和女性摄入氟的机会和途径基本相同，而氟牙症的发病主要取决于机体摄入氟的量和时间，而不是性别因素。

4. 城乡分布　一般来说，农村地区的氟牙症发病率高于城市地区。这主要是因为农村地区的饮用水源多为地下水，如果地下水氟含量较高，患病率升高。城市地区的供水系统通常经过更严格的水质检测和处理，水中的氟含量相对较为稳定和适宜。此外，城市居民更多地饮用经过处理的瓶装水或桶装水，减少了高氟水的摄入，从而降低了氟牙症的发病风险。

5. 民族分布　氟牙症在不同民族人群中均可发生，患病情况未发现差异有显著性。

（三）氟牙症临床特点

1. 氟牙症多发生在恒牙，乳牙较少。

2. 患氟牙症牙数的多少取决于牙齿发育矿化时期在高氟区生活时间的长短。如 2 岁以前生活在高氟区，后来迁移至非高氟区，则恒牙氟牙症仅累及前牙及第一磨牙；如 6 ～ 7 岁以后再迁入高氟区，则不会出现氟牙症。

3. 氟牙症最常见的临床表现是牙釉质出现白垩色斑纹，边界不清晰，多呈散在分布，甚至可能整个牙面都呈现白垩色或黄褐色。严重的氟牙症会导致牙釉质出现实质性缺损。

4. 牙釉质和牙本质变脆，耐磨性差，但耐酸性较强。

（四）鉴别诊断

1. 牙釉质发育不全　白垩色斑周界较明确，且纹线与牙釉质生长发育线相吻合，而氟牙症斑块呈散在云雾状，周界不清晰；牙釉质发育不全可发生于单颗牙或一组牙，氟牙症发生在多颗牙，以上颌前牙多见；氟牙症患者有高氟区生活史。

2. 四环素牙　釉质表面光滑，无白垩色斑块或凹陷。牙齿呈均匀的黄色、灰褐色或灰色着色，着色通常累及全口牙，且分布均匀。患者在牙齿生长发育期间有四环素类药物的服用史。

（五）防治

1. 预防

（1）控制氟的摄入量：①饮水降氟。对于高氟地区，通过改善水源或采用除氟设备对饮用水进行除氟处理，使水中氟含量达到适宜水平。②工业降氟。对于一些因工业生产导致环境氟污染的地区，加强工业"三废"的处理，减少氟化物的排放，降低空气中氟含量，改善生活环境。③减少含氟制品使用。避免长期过量使用含氟牙膏、含氟漱口水等口腔护理产品。尤其是儿童，应在家长监督下使用适量的含氟牙膏，防止误吞导致氟摄入过量。

（2）加强健康教育：①提高认知。向公众普及氟牙症的相关知识，提高人们对氟牙症的认识和重视程度。②指导正确用氟。对特殊人群，如儿童、孕妇等，进行针对性的用氟指导，避免盲目追求高氟产品或过度使用含氟物品。

2. 治疗

（1）脱色治疗

1）外脱色法：适用于轻度氟牙症，牙齿着色较轻者。常用过氧化氢等药物脱色，通过将药物涂抹在牙齿表面，利用药物的氧化作用去除牙齿表面的色素，达到美白牙齿的效果。每周 1～2 次，持续数周。

2）内脱色法：对于一些颜色较深、外脱色效果不佳的氟牙症，可采用内脱色法。在根管治疗后，将脱色药物封入牙髓腔，通过药物渗透作用使牙齿内部的色素分解，从而改变牙齿颜色。需注意，内脱色法可对牙齿结构产生影响，需严格掌握适应证。

（2）修复治疗

1）树脂贴面：对于中度氟牙症，牙齿有轻度缺损或着色较深者，可采用树脂贴面修复。通过在牙齿表面粘贴一层与牙齿颜色相近的树脂材料，遮盖牙齿原有的颜色和缺陷，恢复牙齿的美观。树脂贴面操作简单，价格较低，但使用寿命有限，需要定期更换。

2）瓷贴面：适用于中、重度氟牙症。是通过磨除少量牙齿表面组织，然后粘贴瓷贴面来改善牙齿外观。瓷贴面具有良好的美观性、耐磨性和生物相容性，能更好地恢复牙齿的形态和颜色。瓷贴面的效果较为持久，但费用相对较高，且对牙齿预备和粘贴技术要求较高（图 4-1）。

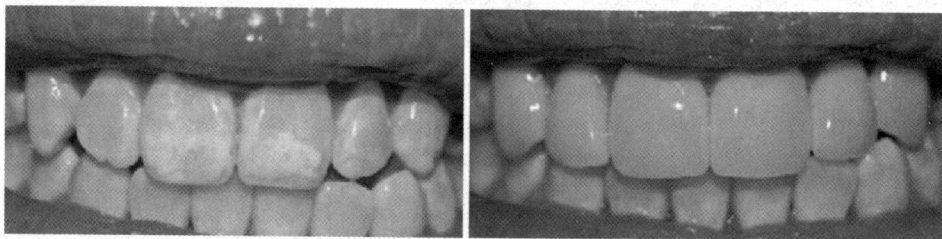

图 4-1　瓷贴面治疗氟斑牙病例

3）全冠修复：对于重度氟牙症，牙齿有严重缺损、形态异常或经过多次治疗效果不佳者，可考虑全冠修复。全冠修复可以完全覆盖牙齿表面，能从很大程度上改善牙齿的外观和功能。常用的有烤瓷冠和全瓷冠，全瓷冠的生物相容性和美观性更好。

考点与重点　氟牙症的临床特点

第二节　全身应用氟化物

氟化物防龋的全身应用是机体通过消化道摄入氟化物，经胃肠道吸收进入血液循环，然后传输至牙体及唾液等组织，达到预防龋病的目的。

一、饮 水 氟 化

饮水氟化是一种通过调节公共饮用水中氟化物适宜的浓度来预防龋齿的公共卫生措施。它是全身应用氟化物的主要方式之一，具有广泛覆盖、成本低廉和效果显著的特点。1938 年美国学者 Dean 证实水氟含量高是引起氟牙症主因，且发现饮水氟浓度与龋病患病呈负相关。当水氟浓度达到 1mg/L 时，有着最佳防龋效果和最小概率的氟牙症。目前饮水氟化已得到全球 150 多个科学和卫生组织的认可。

（一）饮水氟化的原则

饮水氟化是一项公共卫生措施，基于科学依据、安全性、有效性、可行性等多方面因素，综合世界卫生组织的意见和我国的具体情况，饮水加氟应遵循以下原则：

1. 一般建议饮水氟浓度在 0.7 ~ 1mg/L。
2. 对于水源氟含量低于 0.5mg/L 的地区，可考虑适当加氟。
3. 对于水源氟含量较高，如超过 1.5mg/L 或氟牙症指数超过 1 的地区，应采取除氟措施，防止氟中毒。
4. 饮水加氟应充分考虑不同地区的气候、饮食习惯等因素，灵活调整方案。
5. 自来水加氟应严格管理和监测，确保安全有效。

（二）饮水氟化的评价

经过大量研究及多年实践证明，饮水氟化是一种安全、经济、有效、方便易行、值得推荐的社区防龋措施。

1. 流行病学研究和实践观察均表明，当饮水氟浓度控制在合适范围内时，能有效预防龋齿，且不会对人体健康造成明显危害。
2. 饮水氟化能显著降低龋齿的发生率。通过对不同地区、不同人群实施饮水氟化前后龋齿发病率等数据的分析，发现饮水氟化在降低龋齿患病率方面有显著效果，能有效减少儿童和成人的龋齿数量。
3. 饮水氟化具有成本低效益高的特点。相较于针对个体的防龋措施，如使用含氟牙膏、涂氟等，在公共饮用水中添加氟化物的成本相对较低，且能使整个社区或地区的人群受益，节省了大量的医疗资源和个人费用。
4. 人们在日常饮水过程中就可以自然地摄入适量的氟，具有便利性和可行性。只需要少数人管理，大多数人都能从中受益，是一种简单而有效的口腔预防保健方法。

饮水氟化的不足之处：人体对氟的需求量和耐受性存在个体差异，对于部分特殊人群，可能会因长期摄入氟化水而增加患氟牙症、氟骨症等疾病的风险；人群饮用氟化水量仅占氟化水总量的 2% ~ 3%，可能会造成环境的氟污染及氟的浪费；需要通过立法程序，增加了实施难度。

二、食 盐 氟 化

食盐氟化是在食盐中添加适量氟化物，通过日常饮食使氟被摄入体内，以达到适量供氟、预防龋病的目的。瑞士于 1946 年最早应用食盐氟化预防龋病。目前世界已有 20 多个国家应用氟化食盐防龋。

（一）食盐氟化的应用

食盐氟化适用于天然饮水氟含量不足，且不适合或难以实施饮水氟化的地区。由于不同国家或地区饮食习惯的不同，人们对食盐的摄入量也不同，因此用于食盐含氟量通常为 90 ~ 350mg/kg。

（二）食盐氟化的评价

食盐氟化的优点：覆盖面广，不受地区、经济条件等限制，可大规模生产和供应；不需要复杂的加氟设备和检测系统，成本较低；与饮水氟化相比，减少了氟的浪费及氟对环境的污染。

氟化食盐的不足之处：①防龋效果与大众接受程度和范围有关；②难以精确控制每一个体的耗盐量；③不同地区与不同人群在食盐摄取量方面差异很大，难以确定氟化食盐氟含量；④氟化食盐的销售范围难以控制，如果进入高氟或适氟地区会造成危害。

三、牛奶氟化

牛奶氟化是将适量的氟化物添加到牛奶中，使牛奶达到所需要的氟化物浓度的一种防龋措施。

（一）牛奶氟化的应用

用于牛奶氟化的氟化物有氟化钠、氟化钙、单氟磷酸钠和硅氟等。含氟浓度可根据饮用者年龄、当地饮水含氟量等适当调整，3～6岁一般为 0.5mg F^-/d，0.75mg F^-/d 或 1mg F^-/d。

（二）牛奶氟化的评价

有研究表明每天饮用氟化牛奶，乳牙患龋率可降低 40%～53%，恒牙患龋率可降低 44%～89%。

四、氟片和氟滴剂

（一）氟片

氟片是由氟化钠或酸性氟磷酸盐加香料、赋形剂和甜味剂等制成的片剂，适用于没有实行饮水氟化的低氟地区。

1. 氟片的应用　口服氟片必须由口腔医生综合分析服用对象的年龄、体重和当地饮水氟浓度等因素，为患者制定出的个性化氟片服用方案，以确保氟片使用的安全性和有效性。每次处方氟化钠总剂量不得超过 120mg。

2. 应用氟片的注意事项和评价

（1）注意事项：口服氟片时，将氟片嚼碎或含化后，使药物在口腔内充分与牙齿接触，以发挥防龋作用。服用后嘱半小时内不漱口、不进食。对于年幼的儿童，家长应监督其使用氟片，防止误吞。如果误吞大量氟片，应立即催吐，并及时就医。

（2）评价：氟片能够有效降低龋病的发病率，同时具有服用方便、成本低廉以及能够精准控制氟摄入量的优点。但在实际应用中，部分人群易忘记服用、不按时服用或自行减少剂量等原因，导致氟片的防龋效果减低。

（二）氟滴剂

氟滴剂是一种含氟的溶液，适用于 2 岁以下婴幼儿。每日睡前将氟滴剂滴于舌面或颊黏膜上，不漱口、不喝水。出生后 6 个月至 1 岁的儿童，每天使用 0.25mg 氟滴剂；1～2 岁儿童，每天 0.5mg。氟滴剂可以精确控制氟的摄入量，能有效降低龋齿的发生率。

医者仁心

三十余年漫漫防龋路，守护人民口腔健康——沈彦民

沈彦民是我国著名的口腔专家，自 1964 年起参加广州市和东莞莞城镇自来水氟化研究，在基层调查研究三十多年，提出了我国饮水氟适宜浓度建议值，为我国龋病预防做出了巨大贡献。他对年轻的口腔医生说："要热爱口腔多发病的研究、治疗和预防，因为更多的人民有需求。青年医生不能因为看到常见病、多发病太过普通，就误认为没有什么可研究的。"

第三节　局部应用氟化物

局部用氟是采用不同方法将氟化物直接用于牙的表面，目的是抑制牙齿表面的溶解脱矿和促进再矿化，以提高牙齿的抗龋力。局部用氟适用于不同年龄段的人群，从儿童到成人都可以根据自身情况选择合适的局部用氟方式来预防龋齿。常见方式包括含氟牙膏、含氟漱口水、含氟涂料、含氟凝胶和含氟泡沫等。

一、含氟牙膏

含氟牙膏是指含有氟化物的牙膏。含氟牙膏内常添加的氟化物有：氟化钠、单氟磷酸钠、氟化亚锡等。

（一）含氟牙膏的种类及特点

1. 氟化钠牙膏　氟化钠是首先在牙膏中使用的一种"离子"型氟化物，早期氟化钠与牙膏中的碳酸钙、磷酸钙等不相容，使氟离子失去活性，防龋效果并不显著。后来选用丙烯酸塑料或二氧化硅作为磨料，其防龋效果显著提高。现在的氟化钠牙膏中氟化钠的浓度为 0.24%（含 0.11%F⁻），遇水即刻释放氟离子。氟化钠牙膏的 pH 接近中性，性能稳定且不会使牙染色。

2. 单氟磷酸钠牙膏　单氟磷酸钠是一种共价型氟化物，其牙膏含单氟磷酸钠的浓度为 0.76%（含 0.1%F⁻）。单氟磷酸钠能在牙膏中稳定地存在，并且在刷牙过程中以及刷牙后，能持续、缓慢地释放氟离子，从而更持久地发挥防龋作用。单氟磷酸钠牙膏能与多种摩擦剂相容性好，pH 接近中性，对牙不染色。

3. 氟化亚锡牙膏　可以在防龋的同时提供抑菌和抗敏等多种功效。代表性产品是 0.4% 氟化亚锡牙膏，摩擦剂一般为与氟化亚锡有较好相容性的焦磷酸钙，防龋效果良好。但其有效期短，易使牙齿染色，有金属异味。近年来使用的新配方，通过使用复合螯合技术，使亚锡离子不但在牙膏的储运过程稳定，而且在刷牙过程中又可以被快速释放出来，同时可以对抗氟化亚锡原来的染色问题。通过使用芳香剂可有效掩盖亚锡的金属味。

（二）含氟牙膏的使用与评价

6 岁以上的儿童和成人，每天应用含氟浓度高于 1000mg/kg 的牙膏刷牙 2 次，每次使用约 1cm（约 1g）长度的牙膏。3 ～ 6 岁儿童每次用量为豌豆大小，每天刷牙 2 次，同时应在家长监督与指导下使用。

大量的临床试验研究结果表明，含氟牙膏的防龋效果是肯定的，而且各种含氟牙膏的防龋效果没有显著差异。含氟牙膏的广泛使用，使人们预防龋齿的手段更加便捷和有效。含氟牙膏的普及大大降低了工业化国家龋齿的发病率。

二、含氟漱口水

含氟漱口水是指用中性或酸性氟化钠、氟化亚锡或氟化胺等配置而成的漱口水。其适用于 6 岁以上的龋活跃性较高或易感人群，尤其是正畸患者、头颈部肿瘤需放疗的患者、口腔干燥症患者以及一些不能实现自我口腔护理的残疾人等。

（一）使用方法

使用漱口水时，一般每次取 5mL 或 10mL 于漱口杯中，在口腔内鼓漱 1 分钟后吐出，不要吞咽。使用后半小时内不要喝水或进食，以便让氟离子在牙齿表面充分发挥作用。常用的含氟漱口水浓度有以下两种：

1. 0.2% NaF（900F⁻ mg/L）溶液　每周使用一次，适用于学校的防龋项目，需在老师或专业人士的监督指导下使用。

2. 0.05% NaF（230F⁻ mg/L）溶液　每天使用一次。可由患者自行使用，若给儿童使用，需在家长监督下使用。

（二）评价

使用含氟漱口水方便快捷、适用性广、易掌握且价格较低。漱口时，漱口水能在口腔内形成一个均匀的液体环境，充分接触到牙齿的各个面、牙龈、口腔黏膜等部位，对整个口腔起到全面的护理作用。Marinho 对 34 项试验的数据分析显示，含氟漱口水在预防龋齿方面效果显著，能使龋齿发生率降低 26%。此种方式适用于学校儿童龋病的预防。

三、含氟涂料

含氟涂料是一种加入氟化物的有机溶液，通常含有 5% 的氟化钠、蜂蜡和乙醇（形成蜂胶状结构以稳定钠离子）、流动增强剂等成分，可有效预防龋齿。

（一）使用方法

先对牙齿表面进行清洁，选取合适的小毛刷或小棉球，将含氟涂料均匀地涂布在牙齿的表面，待含氟涂料自然干燥固化即可。涂布后 30 分钟不能喝水或漱口，2 ～ 4 小时不能进食，避免食用过硬、过黏的食物。24 小时内不要刷牙，以保证涂料与牙面的最大接触。涂料一般保持 24 ～ 48 小时。

一般情况下，含氟涂料一年涂布 2 次即可达到有效的预防效果，对于易感人群，一年可用 2 ～ 4 次。

（二）评价

含氟涂料是一种有效的龋齿预防手段，乳恒牙含氟涂料的防龋效果可达 38%，不仅可预防光滑面龋，对邻面龋和窝沟点隙龋也有一定的预防作用。

含氟涂料的优点：①氟的含量虽高，但每次使用量极少，且大部分氟会附着在牙齿表面，被人体吸收的量微乎其微，大大降低了氟中毒的风险；②含氟涂料能快速凝固并黏附到牙面，不但提高了牙釉质表面的氟化物浓度，而且延长了氟化物与牙釉质表面的接触时间；③无需复杂设备，操作时间短；④不适反应少，患者易于接受。

含氟涂料的缺点：①涂布后可导致牙齿短暂的变色，刷牙可使其恢复正常；②少数患者可对其产生接触性过敏；③牙龈出血者禁用。

四、含氟凝胶与含氟泡沫

含氟凝胶和含氟泡沫都是口腔专业人员使用的预防龋齿的常用材料。

（一）含氟凝胶

1. 含氟凝胶的使用　含氟凝胶有不同的含氟浓度。个人自我保健使用的 0.5%（5000mg/L）的酸性氟磷酸钠凝胶和氟化钠凝胶以及 0.1%（1000mg/L）的氟化亚锡凝胶；供专业人士使用的酸性氟磷酸钠凝胶的含氟浓度为 1.23%（12 300mg/L）。供个人使用的含氟凝胶可以放于托盘内使用或直接用于刷牙。供专业人员使用的含氟凝胶由口腔专业人员实施，若用于学校，可以在口腔科医师监督指导下，由经过培训的卫生人员来操作。

操作方法：选择合适的托盘，将凝胶放置于托盘内，然后将其一同放入上下牙列，嘱患者轻咬使凝胶布满牙面及牙间隙。含氟凝胶与牙列必须接触 4 分钟后再取出托盘，半小时内不要漱口、饮水和进食。

2. 含氟凝胶的评价 系统分析表明，使用含氟凝胶预防龋病的效果为28%。其优点：①用托盘放置含氟凝胶一次性可处理全口牙；②操作简单；③花费时间少；④可被大多数儿童接受。其缺点：①对胃肠道有刺激，可引起恶心和呕吐反应；②操作过程中需使用吸唾装置；③使用之后血浆及尿氟浓度升高。

（二）含氟泡沫

含氟泡沫主要成分是氟化钠、氟化亚锡等氟化物，此外还包含一些发泡剂、调味剂、赋形剂等辅助成分。其氟浓度和pH与含氟凝胶相同，但由于是泡沫，使用量仅为含氟凝胶的1/5～1/4。含氟泡沫的使用方法与注意事项同含氟凝胶。

考点与重点 氟化物的局部应用

？ 思 考 题

1. 简述人体氟代谢的过程。
2. 简述氟化物防龋的作用机制。
3. 氟牙症的临床表现有哪些？

本章数字资源

第五章 临床口腔预防技术

📋 案例

患儿，男性，7 岁，要求对"六龄齿"进行窝沟封闭。自述通过学校口腔健康教育活动，了解到窝沟封闭可有效预防龋齿。其母亲近期发现"六龄齿"已萌出，且牙齿窝沟较深，遂前来就诊，希望进行窝沟封闭。患儿无牙痛、牙龈出血等不适症状，近期未接受过口腔治疗。

问题： 1. 什么是窝沟封闭？
　　　　 2. 窝沟封闭有哪些优点？

第一节　窝沟封闭

窝沟封闭又称点隙窝沟封闭（pit and fissure sealant），是指不去除牙体组织，在𬌗面、颊面或舌面的点隙窝沟处涂布一层黏性高分子材料，保护牙釉质不受细菌及代谢产物侵蚀，达到预防龋病发生目的一种有效方法。树脂基封闭剂、玻璃离子等是窝沟封闭常用的黏性高分子材料，称为窝沟封闭剂。

一、儿童窝沟解剖及患龋情况

（一）窝沟龋的流行病学状况

在牙齿发育过程中，由于牙齿各生长叶之间融合障碍，会在牙釉质之间或釉牙本质界之间形成深沟裂隙。这些部位是细菌及其代谢产物易滞留的场所，无论是采用自我口腔卫生措施或口腔专业清洁方法都难以去除，易引发窝沟龋。窝沟龋可发生于儿童牙齿萌出早期，约三分之一的儿童在三岁时口腔内已患龋，其中窝沟龋占比高达 67%。据 2015 年我国第四次全国口腔健康流行病学调查数据显示，12 岁儿童龋齿高发牙位依次为下颌第一磨牙、下颌第二磨牙和上颌第一磨牙，且多由窝沟龋发展而来，这表明预防窝沟龋是龋齿预防的关键。

（二）窝沟解剖形态及患龋特点

牙齿咬合面的形态因牙而异，不同个体同一颗牙的点隙窝沟形态和深度也不尽相同。前磨牙通常有一条主沟和 3～4 个点隙；磨牙通常有几条发育沟及 10 多个点隙。此外还有一些只能借助高倍显微镜下才能看到的多孔结构，在临床上不易察觉到，也是患龋高危结构。临床观察证明，龋的易感性与窝沟的形态和深度密切相关。

窝沟龋的发生与多种因素有关：①点隙窝沟的解剖形态易导致细菌聚集定植；②窝沟的深度无法通过为自我或专业人员清洁手段所直接达到；③窝沟口常被有机填塞物阻挡，局部用氟难以渗透到达；④点隙窝沟接近釉牙本质界，甚至某些特殊情况下，可位于牙本质内，牙釉质层较薄或缺如，导致窝沟龋的发生与进展较平滑面龋更早、更迅速。

根据离体牙磨片观察，从解剖形态上可将窝沟细分为 P、V、U、I、IK 和 C 这 6 种类型。也可将窝沟简单分为两类：①浅、宽的 V 形沟；②深、窄的 I 形沟。其中 I 形沟裂窄、深、长，类似瓶颈，底端膨大朝向釉牙本质界，且可有大量分支。I 形沟裂内通常有缩余釉上皮、菌斑与食物残渣等有机填塞物，漱口刷牙很难清洁到位，这为菌斑的集聚和细菌的生长定植提供了微生态环境。

二、窝沟封闭剂的发展

窝沟封闭剂的发明是基于布奥诺科雷（Buonocore）在 1955 年对牙釉质酸蚀作用的研究，他发现用磷酸酸蚀牙釉质会增加树脂材料的粘接性和改善边缘封闭性。随着口腔医学材料与技术的进步，窝沟封闭剂的发展历经以下四个阶段：

第一代封闭剂是 365nm 紫外线光固化封闭剂。由于该材料表面吸收紫外线较多，导致深层封闭剂无法完全固化，且光源的输出密度不稳定，光斑小，能量低，因此固化时间较长，效果不佳。

第二代封闭剂采用双酚 A– 二甲基丙烯酸缩水甘油酯（Bis–GMA）配方的自凝固化。此封闭剂包括树脂基质和催化剂两种材料，二者混合之后 1～2 分钟发生放热固化反应。

第三代封闭剂是可见光固化剂。使用波长为 430～490nm 的高强度可见光为固化光源，10～20 秒即完成固化，操作方便快捷。

第四代封闭剂是可释放氟的窝沟封闭剂。此类封闭剂含氟且可释放氟，有增加牙釉质抗龋能力的作用。例如，玻璃离子材料可释放氟，可进一步加强牙釉质的抗龋力，促进再矿化，所以近年来也可以玻璃离子材料作为封闭剂，但其脱落率明显较高。

三、窝沟封闭的临床应用

（一）窝沟封闭的适应证与非适应证

是否采用窝沟封闭进行防龋与多种因素有关，其中最重要的因素是窝沟的形态。

1. 窝沟封闭的适应证

（1）有深窝沟，且可以插入或卡住探针的牙。窝沟深，特别是可以插入或卡住探针的牙（包括可疑龋）。

（2）对侧同名牙已经患龋或有患龋倾向的牙。

磨牙萌出后达到咬合平面是窝沟封闭的最适宜时机。乳磨牙一般在 3～4 岁，第一恒磨牙在 6～7 岁，第二恒磨牙在 11～13 岁为最适宜封闭的年龄。但年龄不是决定是否做封闭的决定因素。牙釉质发育不全，窝沟点隙有早期龋损，𬌗面有充填物但存在未做封闭的窝沟，可根据具体情况决定是否做封闭。总之，封闭的最佳时机是牙齿完全萌出，龋尚未发生。适应证则取决于儿童牙齿的解剖情况、龋病活跃性、患龋的风险及儿童合作情况。

2. 窝沟封闭的非适应证

（1）牙面无深的沟裂点隙、自洁作用好。

（2）患较多邻面龋损者。

（3）窝沟龋已达牙本质深层者。

（4）患者不能配合正常操作。

（5）已做充填的牙。

（6）牙尚未完全萌出，被牙龈覆盖者。

考点与重点 窝沟封闭的适应证与非适应证

（二）封闭剂的组成、类型与特点

目前临床应用最广泛的窝沟封闭剂是树脂类封闭剂（resin-based sealants），含有氨基甲酸乙酯或 Bis-GMA 单体，可被化学催化剂、引发剂或特殊强度的光及波长的光照聚合。

1. 窝沟封闭剂的组成　封闭剂通常由有机高分子树脂、稀释剂、引发剂和一些辅助剂（如溶剂、填料、氟化物、涂料等）组成。

（1）树脂基质：封闭剂主要成分，Bis-GMA 是目前广泛使用的树脂基质。

（2）稀释剂：常在树脂基质中加入一定量的甲基丙烯酸甲酯、二缩三乙二醇双甲基丙烯酸酯或甲基丙烯酸缩水甘油酯等活性单体作为稀释剂，用于降低树脂黏度。

（3）引发剂：分为光固引发剂与自凝引发剂两种，光固引发剂多采用 α-二酮类光敏剂，例如樟脑醌。光固引发剂常由过氧化苯甲酰（BPO）和芳香胺组成，如 N-N 二羟乙基对甲苯胺（DHPT）。

2. 封闭剂的类型与特点　依据固化方式不同，封闭剂分为光固化与自凝固化两种。

（1）光固化封闭剂：可见光光固化封闭剂的优点是：①该材料具有高抗压强度和光滑表面，操作时间可控且短（10～20秒）。②使用时无需调拌，避免了自凝固化中的气泡问题及固化速度不稳定的缺点，操作简便易掌握。但需配备光固化机，常用光源为 430～490nm 可见光。使用时需注意光源的波长和光密度，因其影响固化深度和硬度。

（2）自凝固化封闭剂：不需要特殊设备，花费较少。涂布前调拌混合树脂基质与催化剂，材料经聚合反应在 1～2 分钟即固化，因此调拌后术者须及时涂布，在规定时间内完成操作过程，否则就会由于操作时间长，在未涂布时就开始固化，或增加污染的机会而影响到封闭的质量。此外，调拌及操作过程也易产生气泡。有的封闭剂中还会添加一定量的填料，在粘接强度、固化时间和保留率也不受影响的前提下，还可提高封闭剂的压缩强度、硬度和耐磨性。

有专家认为，加填料的光固化封闭剂较无填料的封闭剂更好，但加入填料后，封闭剂的流动性会受到一些影响。封闭剂是无色透明的，可在封闭剂中加入少量白色、红色、粉色、蓝色等染料，便于检查识别保存率。

链接

树脂基窝沟封闭剂的研究进展

树脂基窝沟封闭剂有优异的机械性能，但其具有疏水性和固化时较大聚合收缩易导致继发龋形成。亲水性湿粘接树脂可用于隔湿无效的情况下，其保留率和防龋效果与传统树脂相当。含超微颗粒流动复合树脂可降低聚合收缩，流动性、抗压性较高，保留率提高。含有粘接单体甘油磷酸二甲基丙烯酸甲酯和酸性磷酸基团的自粘接流动树脂，增加微机械固位，将酸蚀、粘接、充填合成一步进行，具有更低的微渗漏和更高的保留率。加入氟化物的树脂封闭剂提高了窝沟封闭的抗龋能力。添加聚合物—抗生素结合物及蒙脱土/氯己定的改良树脂基封闭剂，均具有持续性抗菌性能。

（三）窝沟封闭的操作方法与步骤

窝沟封闭的操作可分为清洁牙面、酸蚀、冲洗和干燥、涂布封闭剂、固化、检查六个步骤。封闭的成功与否取决于每一个步骤的认真操作，必须注意到每一步骤的细节，这是封闭剂完整保留的关键。

1. 清洁牙面　首先应对需要封闭的牙面进行刷洗清洁，特别是窝沟处做彻底清洁，去除窝沟内的食物残屑及菌斑等。方法是在低速手机上装好锥形小毛刷或橡皮杯，来回刷洗牙面，注意不能使用含有油质的或过细磨料的清洁剂，可以用浮石粉或不含氟牙膏。彻底冲洗牙面后漱口，再用尖锐探针清除窝沟中残余的清洁剂。

2. 酸蚀　清洁牙面后即用棉球隔湿并吹干牙面，用细毛刷、小棉球或小海绵块蘸适量酸蚀剂涂布在要封闭的牙面上。酸蚀剂可为磷酸液或含磷酸的凝胶，目前多数学者研究认为使用35%～38%的磷酸即可获得较佳的酸蚀效果。酸蚀面积应为接受封闭的范围，一般为牙尖斜面的2/3。恒牙与乳牙的酸蚀时间不同，恒牙一般为20～30秒，乳牙为60秒。注意酸蚀过程中不可擦拭酸蚀牙面，避免破坏被酸蚀的牙釉质面，降低粘接力。放置酸蚀剂时要注意酸的用量，防止溢出到口腔软组织损伤软组织。放置酸蚀剂时注意避免产生气泡。

3. 冲洗和干燥　酸蚀后用水枪或注射器加压彻底冲洗牙面10～15秒，去除牙釉质表面的酸蚀剂和反应产物。如用含磷酸凝胶酸蚀，冲洗时间应加倍。冲洗时用吸唾器吸干口内液体，不能让患者自行吐出或漱口。冲洗后立即更换干棉球隔湿，并用无油无水的压缩空气吹干牙面约15秒，也可采用无水酒精、乙醚等挥发性强的溶剂辅助干燥。酸蚀牙面干燥后呈白垩色外观，如果未出现这种现象，应重复酸蚀。操作中要确保酸蚀牙面不被唾液污染，如果发生唾液污染，则应再冲洗牙面，彻底干燥后重复酸蚀。窝沟封闭成功的关键是封闭前保持牙面干燥，不被唾液污染。棉卷即可达到很好的隔湿效果，推荐使用橡皮障，隔湿效果更好。

4. 涂布封闭剂　以下分别介绍自凝封闭剂和光固化封闭剂的操作方法。

（1）自凝封闭剂：分为A、B两组分，即引发剂和促进剂。封闭前取等量A、B组分调拌混匀。调拌时间为10～15秒，调拌时应注意速度和手法，避免产生气泡，影响固化质量。自凝封闭剂固化时间为1～2分钟，A、B组分一经混合，化学反应即刻开始，完全混匀后应在45秒内完成涂布，此后自凝封闭剂进入初凝阶段，黏度增大，流动性降低，故应在材料初凝阶段前，完成调拌涂布。涂布后不要再搅动和污染。

（2）光固化封闭剂：无需调拌，直接取出涂布在牙面上，使用光固化剂固化即可。如连续封闭多颗牙，注意不宜取量过多或已取出的封闭剂避光保存，防止光固化封闭剂在自然光下发生缓慢凝固。

涂布方法：用细刷笔、小海绵或制造厂家的专用供应器，将适量的封闭材料涂布在酸蚀的牙面上。注意应使封闭剂渗入窝沟，排出窝沟内空气。在不影响咬合的情况下尽可能涂有一定的厚度。涂层太薄就会因缺乏足够的抗压强度，易被咬碎，导致封闭剂脱落。

5. 固化　自凝封闭剂涂布后1～2分钟即可自行固化。光固化封闭剂涂布后，立即用可见光源照射引发固化。照射距离约离牙尖1mm，照射时间一般为20～40秒，具体照射时间根据采用的产品类型与可见光源性能决定。照射的范围要大于封闭剂涂布的部位。

6. 检查　封闭剂固化后，用尖锐探针进行全面检查，观察固化程度，与牙面的粘接情况，有无气泡存在，寻找未封闭或遗漏的窝沟并重新封闭。观察有无过多封闭材料及是否需要去除，如果封闭剂不含填料，多余材料2～3天后可被磨除；如果封闭剂含有填料，殆面有咬合高点，应及时调整咬合。

窝沟封闭后应定期（3个月、半年或一年）复查，观察封闭剂保留情况，如果脱落，应做相应处理或重新封闭。对已完成封闭的儿童，应做好登记，以便复查。

考点与重点　窝沟封闭的操作方法与步骤

四、窝沟封闭的临床效果和评价

窝沟封闭的防龋效果和窝沟封闭的成功与否直接相关，在窝沟封闭一定的时间后需要对窝沟封闭的保留情况进行检查，进行临床效果评价。

目前常采用封闭剂保留率和龋降低率两个指标进行窝沟封闭的临床效果评价。多数窝沟封闭剂的研究设计采用自身半口对照方法，优点是可以大大减少样本量。方法是在口内选择一对同名牙（如双侧下颌第一恒磨牙），随机选择其中一颗牙做封闭，另一颗作为对照牙，不做任何处理。经过一定时间之后，评价封闭剂的保留率。与对照牙相比较，计算龋降低率。统计封闭剂的保留率常以牙为单位，可分为三种情况：完整、部分脱落和全部脱落。分别计算三种情况占总封闭牙数的百分比。

封闭剂保留率的计算公式如下：

$$封闭剂保存率=\frac{封闭剂保留的牙数}{已封闭的总牙数}\times100\%　　　　（式5-1）$$

龋齿降低率计算，可采用龋齿降低相对有效率和龋齿降低实际有效率。

二者计算公式分别如下：

$$龋齿降低相对有效率=\frac{对照组龋齿数-试验组龋齿数}{对照组龋齿数}\times100\%　　（式5-2）$$

$$龋齿降低实际有效率=\frac{对照组龋齿数-试验组龋齿数}{已封闭的总牙数}\times100\%　　（式5-3）$$

　　研究发现，窝沟封闭的保留率与年龄、牙位、封闭位置相关，研究表明，窝沟封闭的保留率受多种因素影响，包括年龄、牙位和封闭位置。具体而言，年龄较大的儿童保留率高于年龄较小的儿童；下颌牙的保留率高于上颌牙；恒牙的保留率高于乳牙；前磨牙的保留率高于磨牙；𬌗面的保留率高于颊舌面。封闭的成功因素包括牙的选择、患者配合度、术者训练程度、临床操作技术和工作态度等。防龋效果与保留率直接相关，只要封闭剂完整保留，就能达到理想的防龋效果。临床开展窝沟封闭时，如能6～12个月随访，对封闭剂脱落的牙重新封闭，将会得到更满意的效果。

　　使用玻璃离子作封闭剂的研究结果各不相同，有报道显示，12个月保留率在39%～82%，3年后的保留率仅16%。虽然脱落率较高，但1年后龋的发生率只有1%，这可能与玻璃离子释放氟，对牙釉质有一定程度的保护作用有关，或者临床上虽然不能观察到窝沟表面的玻璃离子，但其可能存在于窝沟深处，依然能起到保护作用。

五、窝沟封闭失败的原因及预防方法

　　窝沟封闭的每一个步骤操作不当都可能导致失败。

（一）适应证选择不当

　　患者不配合，术者不能正常操作导致封闭失败。

　　预防方法：应严格选择适应证；对自洁作用好的浅窝沟不需要封闭治疗；如果有龋洞，应进行充填治疗；对于不配合的患者可采用其他预防措施或进行长期监控。

（二）术者操作不当

　　1. 隔湿不当　　早期封闭失败最主要的原因之一就是没有很好地避免唾液对酸蚀釉质的污染，导致封闭剂脱落率较高。酸蚀后的牙面形成微孔结构，唾液污染会阻止树脂渗透进入微孔结构，导致封闭材料容易脱落。即使封闭剂保存下来，由于牙面被污染而不能与树脂密切结合，可在封闭剂下形成通道，细菌和有机酸等可通过通道进入窝沟。研究表明，酸蚀釉质面只要暴露于唾液中超过1秒，污染层就不能被高压水汽喷吹去除，因此酸蚀技术成功的关键是保护酸蚀釉质不受唾液污染。

　　2. 酸蚀效果不佳　　酸蚀牙面未冲洗干净，有酸蚀剂和（或）酸蚀代谢产物残留。

　　3. 压缩空气污染　　压缩空气含有油或水，吹干牙面时可在酸蚀面上覆盖一层油膜或水膜而影响树脂浸入釉质。吹牙面前，可向口镜上吹气，以来检查压缩空气是否有污染。

　　4. 自凝封闭剂调配不当　　例如调拌时各组分的比例不当，调拌时产生气泡或调拌时间过长，导致材料的性能下降。

　　5. 封闭剂未充分固化　　封闭剂未固化前受到触碰而移动。自凝封闭剂涂布后不可再搅动。

6. 封闭剂的涂布方法不当　封闭剂下方出现空隙。涂布窝沟时，细刷笔上下微微抖动有助于封闭剂向窝沟内渗入并挤出其中空气。

7. 封闭剂厚度不足　在不影响咬合的前提下，封闭剂应尽可能有一定的厚度。

8. 遗漏未封闭的窝沟　下颌磨牙的颊面点隙，上颌磨牙的舌侧沟易被遗漏。

9. 光固化不充足　光照强度不够或时间不足，使光固化封闭剂固化不完全。

（三）封闭材料的性能不足

1. 封闭剂对牙面的粘接强度不够。

2. 封闭剂的机械强度和耐磨性不足。

3. 封闭剂与牙面间出现微渗漏：封闭剂的热膨胀系数与牙体硬组织不一致，封闭剂在固化过程中体积收缩，导致边缘封闭不良，产生微漏。这与封闭剂的性能有关，即使所有操作都标准的情况下仍难以避免。

4. 周围环境温度影响固化时间。

预防方法：应选用合格的封闭材料或通过改进封闭剂材料的性能提高封闭效果。

综上所述，封闭的成功关键在于牙的选择、术者熟练程度、临床操作技术、工作态度以及患者的配合程度。临床上只要掌握好适应证，术者具有足够的临床经验和严谨的工作态度，改进封闭剂材料的性能，就能避免和减少窝沟封闭的失败。

医者仁心

我国口腔预防医学的奠基者和创始人——姜元川

姜元川（1914—1986）是我国口腔预防医学的奠基者和创始人之一。20世纪50年代初，姜元川教授创建了我国第一个牙病预防科教研室，编写了我国第一部《牙病预防学》专著。他亲自进行大量的城乡居民龋病对比调查研究，预测到我国的龋病发病率会随我国现代化而急剧上升。他一生从事口腔预防医学的教学、科研、医疗工作，以严谨的态度、创新的精神和对社会的责任感，在口腔流行病学、口腔预防医学等领域作出了卓越贡献。

第二节　预防性树脂充填

预防性树脂充填术（preventive resin restoration，PRR）是一种窝沟封闭与窝沟龋充填相结合的预防性措施，仅去除窝沟处的病变牙釉质或牙本质，根据龋损的大小，采用酸蚀技术和树脂材料充填龋洞，并在牙面上涂一层封闭剂。由于不采用传统的预防性扩展，只去除少量的龋损组织后即用复合树脂或玻璃离子材料充填龋洞，所以在保留了更多的健康牙体组织的同时又阻止了早期龋的发展。

考点与重点　预防性树脂充填术的概念

预防性树脂充填术的优点是使用复合树脂或玻璃离子材料作为充填剂，与牙釉质机械或物理性的结合，再与封闭剂化学性粘接，以减少微渗漏产生的可能性。自从1978年开始采用预防性树脂充填技术以来，对该技术的保留率与龋病发生率进行了长期的临床研究观察。结果表明，预防性树脂充填与窝沟封闭的保留率相似，较单纯封闭的防龋效果更好。同时证明，预防性树脂充填是处理局限于窝沟的早期龋的一种较理想的临床技术。

一、预防性树脂充填的适应证

1. 𬌗面窝沟和点隙有龋损能卡住探针。

2.深的点隙窝沟有患龋倾向，可能发生龋损。

3.沟裂有早期龋迹象，牙釉质混浊或呈白垩色。

二、预防性树脂充填的分类

根据龋损的范围、深度和使用的充填材料，可将预防性树脂充填分为以下三种类型：

1.类型 A　用最小号球钻去除脱矿牙釉质，用不含填料的封闭剂充填。

2.类型 B　用小号或中号球钻去除龋损组织，洞底基本在牙釉质内，通常用流动树脂材料充填。

3.类型 C　用中号或较大球钻去除龋损组织，洞底已达牙本质，垫底，涂布牙本质或牙釉质粘接剂，复合树脂材料充填，其余窝沟做封闭。

三、操 作 步 骤

除了去除龋坏组织和使用粘接剂外，预防性树脂充填的操作步骤与窝沟封闭相同。

1.选用合适的球钻去除点隙窝沟的龋坏组织，不作预防性扩展。

2.清洁牙面，彻底冲洗干燥、隔湿。

3.类型 C 在酸蚀前应将暴露的牙本质用氢氧化钙垫底。

4.酸蚀殆面及窝洞。

5.类型 A 只需用封闭剂涂布殆面窝沟及窝洞；类型 B 用流动树脂材料或加有填料的封闭剂充填固化后在殆面上涂布一层封闭剂；类型 C 在窝洞内涂布一层牙釉质粘接剂后用后牙复合树脂充填。

6.检查充填及固化情况，检查有无漏涂或咬合过高等。

注意酸蚀后的牙釉质要保持绝对干燥，避免唾液污染，以确保充填术的成功。

第三节　非创伤性修复治疗

非创伤性修复治疗（atraumatic restorative treatment，ART）指使用手用器械去除龋坏组织，用有粘接性、耐压和耐磨性能较好的新型玻璃离子材料充填龋洞的技术。ART 是一种创伤最小却能有效阻止龋病进展，达到最大预防目的的治疗方法。

ART 最大的优势是可以随身携带，适合在偏远山区、农村等缺少电力和复杂口腔科设备的地区使用，因此得到世界卫生组织的推荐，已在许多国家得到推广应用。

考点与重点　非创伤性修复治疗的概念

一、ART 的适应证及操作方法

（一）适应证

1.无牙髓暴露、无可疑牙髓炎。

2.恒牙和乳牙的中小龋洞，能允许最小的挖器进入。

（二）基本材料和器械

1.材料　玻璃离子粉、液，牙本质处理剂。

2.器械　口镜、探针、镊子、挖匙、牙用手斧（或称锄形器）、调拌纸、调拌刀、雕刻刀等。

ART 治疗的成功的关键是操作者掌握各种不同器械的作用和正确的使用方法。

（1）口镜：牵拉口角，反射光线到术区，观察龋坏牙。

（2）探针：探查龋损，或用于去除沟裂中的菌斑，但不可直接探查暴露的髓腔。

（3）镊子：取放棉卷或棉球。

（4）挖匙：小号直径为 0.6～1.0mm，中号直径为 1.5mm，大号直径为 2.0mm。用于去除软龋，清洁窝洞。

（5）牙用手斧：扩展洞形。

（6）调拌纸和调拌刀：用于混合玻璃离子材料。

（7）雕刻刀：扁平端用于将材料放入龋洞，尖锐端用于去除多余的充填材料及修复牙的外形。

（8）树脂条和T形带：用于恢复牙的邻间隙外形，前者用于恒牙，后者用于乳牙。

（9）木楔：用于固定树脂条，避免出现悬突。

（三）操作步骤

1. 备洞　用棉卷隔湿以确保操作区域干燥，随后以湿棉球清除牙面菌斑，并用干棉球擦干表面，以评估龋损范围。若牙釉质开口较小，可使用牙用斧形器扩大入口，同时用湿棉球清理碎屑并擦干。待洞口扩大至挖匙可进入时，湿润龋洞并用挖匙彻底清除腐质，进一步扩大龋洞入口，确保腐质完全去除。最后，用棉球保持龋洞干燥清洁。注意：挖匙应垂直围绕洞的边缘转动，接近牙髓腔的牙本质应保留，避免牙髓暴露。去除龋损组织时，应及时清洁器械和保持龋洞清洁干燥。要求患者咬合，观察对颌牙是否接触龋洞，有助于充填后修整及调整咬合。

2. 清洁　手用器械可导致牙本质玷污层的产生，因此必须用牙本质处理剂清洁窝洞，以促进玻璃离子材料与牙面的化学性粘接。处理剂一般为10%的弱聚丙烯酸。用小棉球或小海绵球蘸一滴处理剂涂布全部窝洞10秒，立即冲洗2次，干棉球擦干。如窝洞被血及唾液污染，及时止血，冲洗并干燥，用于棉卷隔湿后再涂处理剂。

3. 混合与调拌　根据厂家推荐的粉液比例进行调拌。调拌应在20～30秒完成，尽快将调拌好的材料放入要充填的洞内。

4. 充填

（1）单面洞：用棉球擦干龋洞，将调拌好玻璃离子后用雕刻刀钝端转移至备好的洞内，压紧玻璃离子。注意：操作环境保持干燥；避免气泡产生；充填材料稍高于牙面并将余下的点隙窝沟一并充填。

在充填材料失去光泽之前，将戴手套的手指涂少许凡士林，放于充填材料上向龋洞内紧压，使玻璃离子进入龋洞内。当材料不再有黏性后再移开手指（约30秒）。用器械去除多余材料。使用凡士林覆盖玻璃离子表面，维持充填物干燥时间30秒。充填后用咬合纸检查咬合情况，如咬合过高，用器械去除多余材料，调整到正常咬合，再涂一层凡士林。患者漱口，嘱患者1小时内不要进食。

（2）复面洞：复面洞充填与单面洞操作基本相同，一般将复面洞区分为前牙和后牙。通常复面洞龋损较大并涉及多个牙面，因此在充填时应特别注意确保充填体外形正常。

1）前牙复面洞充填：使用棉卷保持干燥，用小棉球擦干龋洞，于牙的邻面正确放置成形片，用于恢复邻面外形。将软木楔放置于牙龈缘之间固定成形片；将充填材料放入窝洞并有少量超填；手指平行于牙轴面方向压住成形片，紧紧围绕唇面将使材料挤入窝洞，按压约30秒直至材料固化。去除成形片，用雕刻刀去除多余材料，调整咬合并再涂一层凡士林。最后让患者漱口且1小时内不进食。

2）后牙复面洞充填：乳后牙不一定要求完全恢复邻面外形，但恒牙后牙需要严格恢复邻面接触关系。恒牙后牙复面洞使用树脂条和木楔固定修复邻面外形，操作如下：保持充填牙干燥、涂处理剂，放置成形片，将木楔放在牙龈缘支持成形片保持接触点；玻璃离子充填龋洞并涂凡士林；雕刻刀去除多余材料以保证与对颌牙不接触，以免破坏修复体。修整邻面牙龈缘，需要时再涂凡士林，保持充填体干燥30秒。患者漱口且一小时内不进食。

考点与重点　非创伤性修复治疗的操作步骤

二、ART 的优点

1. 符合现代预防观点，现代的口腔健康观念最重要的是预防而不是充填治疗。ART 技术符合现代预防基本观点，采用有粘接性的玻璃离子材料，要求最少的洞型预备，最少的牙体损伤，以尽可能保存完好的牙体组织。

2. 可随身携带，操作者可借助包括自行车在内的各种交通工具，到患者生活的环境中展开工作，如前往老年居民家中，交通不便的偏远地区，还有社区和学校等场所，提供口腔治疗。

3. 采用手用器械，不需要电源，不需要昂贵的口腔设备。

4. 操作简单、易学。研究表明，口腔医生和护士完成的治疗结果相似。有研究指出，由医师和经过训练的学校老师所做的非创伤性充填和玻璃离子窝沟封闭效果相似。

5. 控制交叉感染的方法简便，不需要高压消毒的手机，手用器械容易清洁和消毒。

6. 患者容易接受，没有令人恐惧的口腔科设备与操作，也没有牙钻或吸唾器的噪声，减少了患者的心理创伤。因此，ART 在儿童中更易得到普及。

7. 玻璃离子中氟离子的释放能预防和阻止龋病，有助于牙体组织的健康。

总之，ART 最大的优点是使口腔医生可以离开诊所深入到患者生活的环境，让更多的人获得口腔保健的机会。

❓ 思 考 题

1. 窝沟封闭的适应证有哪些？
2. 窝沟封闭的操作步骤有哪些？
3. ART 的适应证有哪些？

本章数字资源

第六章　牙周病的预防

📋 案例

患者，女性，55 岁。自诉两侧后牙咀嚼硬物不适，牙龈出血 8 年。检查：口腔卫生较差，36 和 46 牙龈稍红肿，牙周袋 5 ～ 7mm，松动 I ～ II 度，其余未见明显异常。X 线片示：36、46 牙槽骨吸收至根中 1/3。

问题：1. 患者可能患有何种疾病？
　　　2. 导致该疾病的原因有哪些？该采取哪些预防措施？
　　　3. 应如何指导患者进行自我口腔保健？

第一节　牙周病的流行病学

世界卫生组织将口腔健康列为人体健康的十大标准之一，口腔健康是居民身心健康的重要标志。口腔健康作为全身健康的重要组成部分，与全身健康关系密切。口腔疾病是影响居民健康的常见病、多发病，尤其是牙周病，它不仅影响口腔的咀嚼、发音等生理功能，还与脑卒中、心脏病、糖尿病、消化系统疾病等全身系统疾病密切相关。

牙周病的流行病学主要是通过研究人群牙周病发生、发展和分布规律及流行因素，从而为制订牙周病的保健计划、选择防治策略和评价预防效果提供科学的依据。通过牙周病指数可以对牙周组织某一部分的改变作出评定，但目前尚没有一个指数能对牙周破坏造成的改变提供全面的定量评价，常需要多个指数进行综合性评价。下面介绍几种常用的牙周病指数。

一、牙周健康指数

（一）简化口腔卫生指数

简化口腔卫生指数（oral hygiene index-simplified，OHI-S）是 Greene 和 Vermillion 在 1964 年对其之前提出的口腔卫生指数（OHI）的基础上加以简化后形成的。其操作更简便易懂。OHI-S 主要用于人群口腔卫生状况评价，也可以用于个人，包括简化软垢指数（debris index-simplified，DI-S）和简化牙石指数（calculus index-simplified，CI-S）。OHI-S 只检查 6 个牙面，即 11、31 的唇面，16、26 的颊面，36、46 的舌面。

1. 检查方法　软垢的检查以视诊为主，根据软垢范围按标准记分，无法进行视诊时，可用镰形探针由牙切缘 1/3 处向颈部轻刮，同样根据软垢的范围按标准记分（图 6-1）。检查牙石时，将探针插入牙齿远中面的龈沟内，沿着龈沟由远中向近中移动，根据牙颈部牙石覆盖面积记分（图 6-2）。

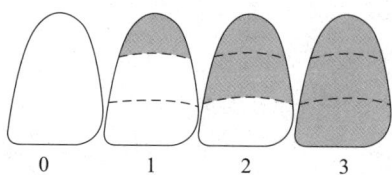

图 6-1　简化软垢指数记分示意图

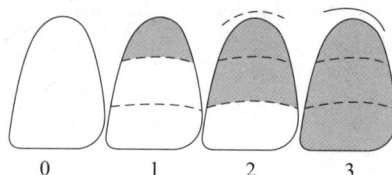

图 6-2　简化牙石指数记分示意图

2. 记分标准　个人记分为 6 个牙面记分之和除以 6，因此 DI-S 和 CI-S 记分均为 0 ～ 3，OHI-S 记分为 DI-S 与 CI-S 之和，为 0 ～ 6。将个人简化口腔卫生指数相加，除以受检人数，即为人群简化口腔卫生指数。OHI-S 记分标准见表 6-1。

表 6-1　OHI-S 记分标准

记分	DI-S 标准	CI-S 标准
0	牙面上无软垢	龈上、龈下无牙石
1	软垢覆盖面积占牙面 1/3 以下	龈上牙石覆盖面积占牙面 1/3 以下
2	软垢覆盖面积占牙面 1/3 与 2/3 之间	龈上牙石覆盖面积占牙面 1/3 与 2/3 之间，或牙颈部有散在龈下牙石
3	软垢覆盖面积占牙面 2/3 以上	龈上牙石覆盖面积占牙面 2/3 以上，或牙颈部有连续而厚的龈下牙石

（二）菌斑指数

菌斑指数（plaque index，PLI）是由 Silness 和 Löe 在 1964 年提出的，主要用于评价口腔卫生状况和牙周病防治效果。PLI 是根据牙面菌斑的厚度进行记分，而不是根据菌斑的覆盖面积记分。

1. 检查方法　用视诊和探诊相结合的检查方法，检查前先进行漱口，再用枪吹干牙面，但不能用棉签或棉卷擦干牙面，避免将牙面菌斑拭去。用探针轻划牙颈部牙面，根据牙面菌斑的量和厚度记分。可检查全口牙，也可检查指数牙（12、16、24、32、36、44）。每颗牙齿需要检查 4 个牙面，分别是近中颊面、正中颊面、远中颊面和舌面，不检查咬合面。每颗牙的记分为 4 个牙面记分之和除以 4，个人记分为每颗牙记分之和除以受检牙数。

2. 记分标准　见图 6-3 和表 6-2。

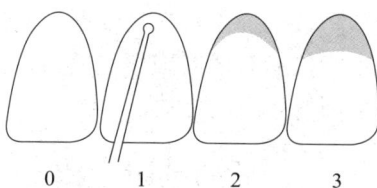

图 6-3　菌斑指数记分示意图

表 6-2　PLI 记分标准

记分	标准
0	龈缘区无菌斑
1	龈缘区的牙面处有薄的菌斑，肉眼不可见，探针尖刮牙面可见菌斑
2	龈缘或牙邻面可见中等量菌斑
3	龈沟内或龈缘附近及牙邻面有大量菌斑

（三）Turesky 改良的 Q-H 菌斑指数

Quigley 和 Hein 在 1962 年提出了 0 ～ 5 级的菌斑指数记分标准，Turesky 在 1970 年对该指数做了修改，提出了更具体而明确的记分标准，即 Turesky 改良的 Q-H 菌斑指数。

1.检查方法　检查除第三磨牙以外的所有牙的唇（颊）舌面，也可以只检查指定的 6 颗牙（16、36、21、24、41、44）。先用菌斑染色剂使菌斑染色，再根据牙面菌斑面积记分。

2.记分标准　见图 6-4 和表 6-3。

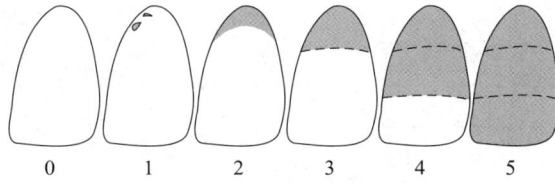

图 6-4　改良的 Q-H 菌斑指数记分示意图

表 6-3　改良的 Q-H 菌斑指数记分标准

记分	标准
0	牙面无菌斑
1	牙颈部龈缘处有散在的点状菌斑
2	牙颈部连续薄的带状菌斑，宽度不超过 1mm
3	牙颈部菌斑覆盖宽度超过 1mm，但不超过牙面 1/3
4	菌斑覆盖面积占牙面 1/3 ～ 2/3（不含）
5	菌斑覆盖面积占牙面 2/3 及以上

（四）牙龈指数

牙龈指数（gingival index，GI）是由 Löe 和 Silness 在 1967 年修订提出，用于评价人群牙龈健康情况。GI 不检查有无牙周袋，只观察牙龈情况，主要包括牙龈颜色和质地的改变以及出血倾向。

1.检查方法　使用钝头牙周探针，视诊探诊相结合，检查全口牙或指数牙。每颗牙检查唇（颊）侧的近中龈乳头、正中龈缘、远中龈乳头和舌（腭）侧正中龈缘。每颗牙的记分为 4 个牙面记分的平均值，每人记分为全部受检牙记分的平均值。

2.记分标准　见图 6-5 和表 6-4，群体的牙龈炎流行程度可参照表 6-5 的标准评估。

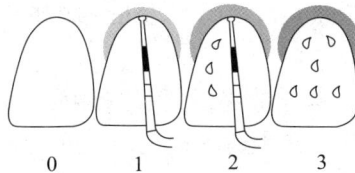

图 6-5　牙龈指数记分示意图

表 6-4　牙龈指数记分标准

记分	标准
0	牙龈正常
1	牙龈轻度炎症：牙龈颜色有轻度改变并轻度水肿，探诊不出血
2	牙龈中等炎症：牙龈色红，水肿光亮，探诊出血
3	牙龈严重炎症：牙龈明显红肿或有溃疡，有自动出血倾向

表 6-5　牙龈炎流行程度评估标准

牙龈指数（GI）	牙龈炎流行程度
0	无流行
0.1 ～ 1.0	轻度流行
1.1 ～ 2.0	中度流行
2.1 ～ 3.0	重度流行

（五）龈沟出血指数

由于龈沟出血是牙龈炎活动期的表现，龈沟出血情况更能反映牙龈炎的活动状况。Mühleman 和 Son 在 1971 年提出了龈沟出血指数（sulcus bleeding index，SBI）。Mombelli 和 Van 在 1987 年提出了改良龈沟出血指数（modified sulcus bleeding index，mSBI），简化了记分标准，近年来应用越来越广泛。

1. 检查方法　视诊结合探诊，使用钝头牙周探针，检查时除观察牙龈颜色和质地外，还须轻探龈沟，观察出血情况。每颗牙分为近中、远中、颊（唇）侧和舌（腭）侧共 4 个检查部位计分，每颗牙检查得分为 4 个部位分数的平均值。检查 SBI 之前不能进行菌斑染色，因为染色剂可能影响龈沟出血情况的检查与辨别。

2. 计分标准　见表 6-6。

表 6-6　SBI 和 mSBI 记分标准

记分	SBI	mSBI
0	龈缘和龈乳头外观健康，探诊龈沟后不出血	探诊不出血
1	龈缘和龈乳头探诊出血，无颜色改变，无肿胀	探诊后可见散在出血点
2	龈缘和龈乳头探诊出血，有颜色改变，无肿胀	探诊后出血，在龈缘处汇流成一条红线
3	龈缘和龈乳头探诊出血，有颜色改变，轻微肿胀	探诊后严重或大量出血
4	龈缘和龈乳头探诊出血，有颜色改变，明显肿胀	/
5	探诊出血，有自发性出血，颜色改变，显著肿胀，有时有溃疡	/

（六）牙龈出血指数

牙龈出血指数（gingival bleeding index，GBI）由 Ainamo 和 Bay 在 1975 年提出，他们认为牙龈出血情况更能反映牙龈炎的活动状况。

1. 检查方法　可以检查全部牙齿或只检查指数牙，采用视诊和探诊相结合的方法。检查时使用牙周探针轻探牙龈，观察出血情况。每颗牙检查唇（颊）面的近中、正中、远中 3 点和舌（腭）面正中 4 个点。

2. 计分标准　探诊后牙龈不出血记为 0，探诊后可见牙龈出血记为 1。每个受检者的记分是探查后牙龈出血部位的数目占总的检查部位数目的百分比。

考点与重点　牙周健康指数

（七）改良社区牙周指数

口腔健康调查基本方法第 4 版对社区牙周治疗需要指数做了修改，取名社区牙周指数（CPI），CPI 检查内容包括牙龈出血、牙石和牙周袋深度，所检查牙齿只记录最高记分。口腔健康调查基本方法第 5

版对 CPI 进一步改良，改良 CPI 需检查全部存留牙齿，检查内容包括牙龈出血和牙周袋，分别进行记分。改良社区牙周指数是一种操作简便、重复性好、适合大规模口腔流行病学调查的牙周健康状况检查方法。

1. 检查方法　改良社区牙周指数需要使用 CPI 牙周探针在全部牙位上检查。

（1）检查器械：使用 WHO 推荐的 CPI 牙周探针（图 6-6），该探针尖端有一直径为 0.5mm 的小球，距顶端 8.5mm 和 11.5mm 处分别有一条黑色环线。CPI 探针的作用是：①检查牙龈出血情况，球形的探针头部可避免过于尖锐而刺伤牙龈组织导致出血，而误诊为牙龈炎。②探测龈沟或牙周袋深度，在 3.5mm 和 5.5mm 之间是一段黑色涂抹区，方便测定牙周袋的深度。

（2）检查内容：牙龈出血和牙周袋深度。

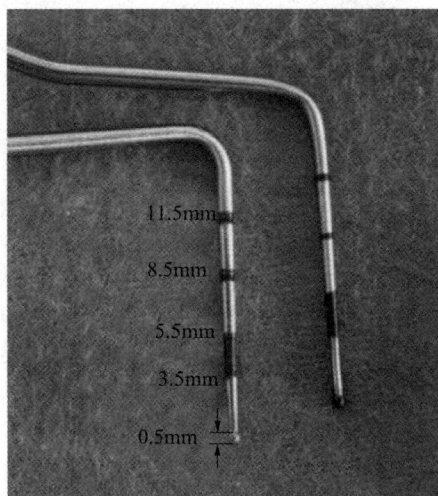

图 6-6　CPI 牙周探针

（3）检查方法：检查以探诊为主，结合视诊。检查全部存留牙齿，以改良握笔式握持探针，以无名指作为支点，放于受检牙附近的硬组织上，将 CPI 探针紧贴牙根，与牙长轴平行，将探针轻柔缓慢地插入龈沟或牙周袋内，探诊力量不超过 20g，过分用力会引起患者疼痛，有时还会刺破牙龈。沿龈沟从远中向近中移动，做上下短距离的提插移动，查看牙龈出血情况，并根据探针上的刻度观察牙周袋深度。唇（颊）侧和舌（腭）侧均需检查。未满 15 岁者，为避免牙齿萌出过程中产生的假性牙周袋，只检查牙龈出血，不检查牙周袋深度。

2. 记分标准　见图 6-7 和表 6-7。

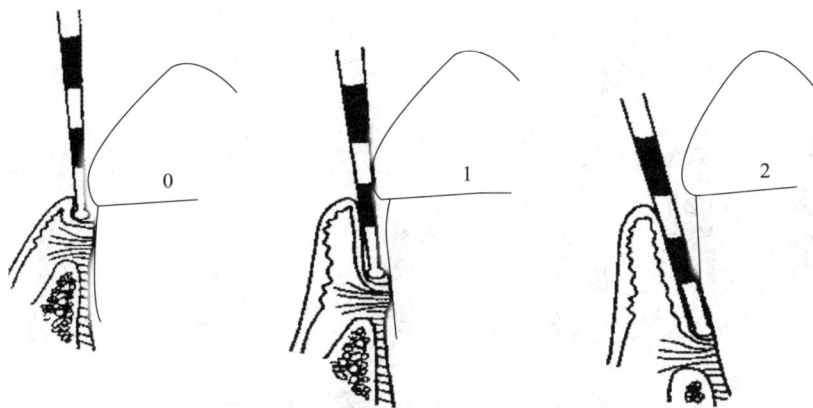

图 6-7　改良社区牙周指数牙周袋记分示意图

表 6-7　改良社区牙周指数记分标准

牙龈出血记分	标准	牙周袋记分	标准
0	牙龈健康	0	袋深不超过 3mm
1	探诊后出血	1	袋深在 4 ～ 5mm
9	除外	2	袋深在 6mm 或以上
X	牙齿缺失	9	除外
		X	牙齿缺失

3. 注意事项　①检查时将 CPI 探针轻缓地插入龈沟或牙周袋内，探针检查时用力适当。②探针与牙长轴平行，紧贴牙根。③每颗牙的唇（颊）、舌（腭）面龈沟或牙周袋都须检查到，尤其不可遗漏舌

（腭）面龈沟或牙周袋。

（八）附着丧失

附着水平指龈沟底与釉牙骨质界的距离（cement-enamel junction，CEJ），是反映牙周组织破坏程度的重要指标之一，有无附着丧失是区分牙周炎与牙龈炎的重要指标。

1. 检查方法　在改良 CPI 检查记录牙龈状况和牙周袋深度的同时，检查指数牙的附着丧失情况。未满 15 岁者不做该项检查。将全口牙分为 6 个区段（表 6-8），每个区段选择合适的指数牙进行检查（表 6-9）。每个后牙区段中的第一和第二恒磨牙作为指数牙，如果其中一颗缺失，就只检查剩下的一颗。如果区段中没有指数牙，就检查该区段中剩下的所有牙齿，其中最高记分者被记录为该区段得分。

表 6-8　6 个区段

18–14	13–23	24–28
44–48	43–33	34–38

表 6-9　指数牙

17、16	11	26、27
47、46	31	36、37

2. 记分标准　见图 6-8 和表 6-10。

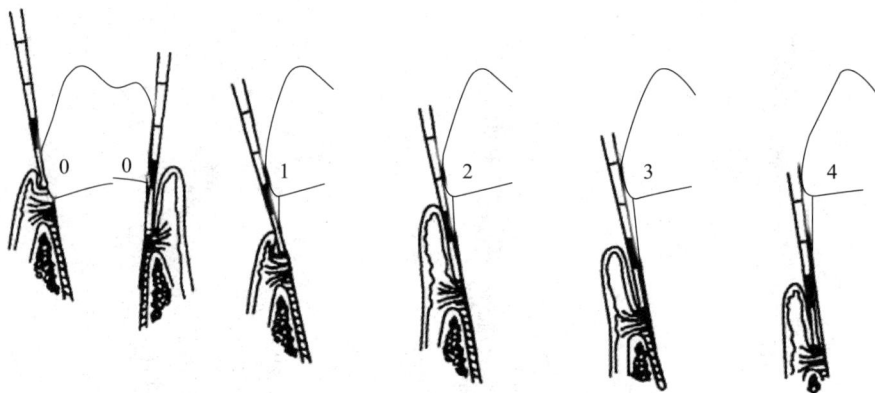

图 6-8　牙周附着丧失记分标准示意图

表 6-10　附着丧失计分标准

记分	标准
0	0～3mm（CEJ 不可见且牙周袋深度小于 6mm）
1	4～5mm（CEJ 位于探针黑色部分内）
2	6～8mm（CEJ 位于黑色上限和 8.5mm 标志之间）
3	9～11mm（CEJ 位于 8.5mm 和 11.5mm 标志之间）
4	12mm 以上（CEJ 超过 11.5mm 标志）
X	除外区段
9	无法记录

考点与重点　改良社区牙周指数检查

二、牙周病的流行特征

牙周病包括牙龈病和牙周炎，在我国其发病率超过了龋病。我国已经进入老龄化社会，牙周病作为导致老年人群牙齿缺失的主要原因，严重影响老年人的咀嚼功能。牙周病的患病情况在不同的国家和地区有很大的差别，世界卫生组织以 15 岁年龄组的牙石检出平均区段数作为评价不同国家或地区人群牙周状况的标准（表 6-11）。

表 6-11　WHO 牙周状况评价标准

牙石检出平均区段数	等级
0.5 ~ 1.5	很低
1.6 ~ 2.5	低
2.6 ~ 3.5	中
3.6 ~ 4.5	高
4.6 ~ 6.0	很高

1. 地区分布　牙周病在各个地区的患病情况并不一致，但牙龈炎或牙周炎患病率总体较高，几乎所有国家 70% 以上的成人受其影响。虽然发达国家的口腔卫生好于发展中国家，牙龈炎在发展中国家发病率较高，但是严重牙周病在发展中国家与发达国家之间差异不大，WHO 全球口腔资料库的资料显示，严重牙周病的患病率在 7% ~ 15%。我国第四次全国口腔健康调查结果表明，我国 12 ~ 74 岁年龄组城乡牙周状况相差并不明显（表 6-12）。

表 6-12　2015 年我国 12 ~ 74 岁年龄组城乡牙周状况

年龄 （岁）	牙龈出血检出率（%）		牙石检出率（%）		牙周袋检出率（%）	
	城	乡	城	乡	城	乡
12	59.4	57.3	60.9	61.6	—	—
15	64.6	64.7	72.6	74.6	6.4	6.7
35 ~ 44	86.3	88.5	95.8	97.7	52.5	53.0
55 ~ 64	87.8	89.1	96.5	96.2	69.9	68.8
65 ~ 74	81.9	83.2	90.6	90.1	65.2	64.1

2. 流行趋势　发达国家的儿童、青少年牙龈炎在 20 世纪 60 年代时患病率相当高。1964 年苏格兰对 2905 名 13 岁学生调查中发现，牙龈炎患病率为 99.4%；1969 年英国调查 756 名 11 ~ 17 岁学生，牙龈炎患病率高达 99.7%。美国不同种族人群的牙周炎患病率远低于我国，其非常重要的原因是美国不同种族的人都能定期进行牙科检查和采用预防牙周病的措施。由于牙科公共卫生学的不断发展，到 20 世纪 70 年代后，人群中的牙病开始得到有效控制。首先是青少年儿童的龋病、牙龈炎患病情况持续下降，之后逐渐扩大到成年人。

第四次全国口腔健康流行病学调查抽样检查了 31 个省、自治区、直辖市，3 ~ 5 岁、12 ~ 15 岁、35 ~ 44 岁、55 ~ 64 岁和 65 ~ 74 岁的五个年龄段组的 172425 人的口腔健康状况，结果发现，35 ~ 44 岁居民中，口腔内结石检出率为 96.7%，牙龈出血检出率为 87.4%，与十年前相比上升了 10 个百分点，提示中年人牙周健康仍有待提升。

3. 人群分布

（1）年龄特点：牙周病患病率随着年龄增长而增高。牙龈炎最早可见于 3 ~ 5 岁的儿童，随年龄增长其患病率和严重性逐渐增加，在青春期到达高峰，几乎所有的儿童都有过患牙龈炎的经历。青春期后，牙龈炎患病率随年龄增长而缓慢下降。第四次全国口腔健康流行病学调查显示，12岁年龄组牙周健康率为41.6%，15岁年龄组牙周健康率为34.8%，55～64岁年龄组仅为5.0%。所有被调查人群的牙石百分率均处于较高水平，牙周袋和附着丧失百分率也随着年龄增加。牙周炎在成人中的患病率为40%～60%，随年龄增长而增加，35岁后患病率明显增高，50～60岁达到高峰，此后患病率有所下降，可能是一部分严重破坏的牙齿已被拔除的缘故。

（2）性别差异：牙周病与性别的关系不明确。据全国第四次口腔健康流行病学调查结果，12岁、15岁和35～44岁年龄组，牙周健康率女性均高于男性；牙龈出血和牙石检出率，男性均高于女性。这种分布可能与吸烟、口腔卫生等相关。

（3）民族分布：不同民族牙周病的患病情况差异较大，可能与社会、经济、环境、文化饮食、卫生习惯等差异有关。据1983年全国中小学生口腔健康调查资料，我国少数民族中牙龈炎患病率最高的是彝族，最低的是朝鲜族。

（4）城乡分布：牙周病的患病率与口腔卫生状况有明确相关性。在我国农村地区牙周病的流行情况要比城市严重。据第四次全国口腔健康流行病学调查显示，除65～74岁年龄组外，12岁、15岁、35～44岁三个年龄组的牙石检出平均区段数，农村均高于城市。成人每天两次刷牙率为36.1%，各年龄组女性每天两次刷牙率均高于男性，城市高于农村。35～44岁居民中，口腔内牙石检出率为96.7%，牙龈出血检出率为87.4%，均农村高于城市。

（5）教育特征：受教育时间与牙周病患病率及严重程度呈负相关。

三、影响牙周病流行的有关因素

1. 口腔卫生状况　口腔卫生状况与牙周病有直接的关系。口腔卫生状况好，菌斑清除较彻底，牙龈炎发病率低，牙周健康状况就好；反之，口腔内菌斑未能有效控制，软垢、牙石堆积，牙龈炎就容易发生。如果牙龈炎未能及时治疗，牙菌斑持续存在，就可能会引起牙周炎。

2. 吸烟　吸烟是牙周病的高危因素之一，吸烟者发生牙周病的风险较不吸烟者高。轻、中度吸烟者患牙周病的危险性比不吸烟者高2倍，重度吸烟者其危险性高7倍。吸烟次数越多，时间越长，牙周病越严重。吸烟者对牙周治疗（非手术或手术治疗）的疗效反应较非吸烟者差。

3. 营养　碳水化合物、蛋白质、脂肪、维生素和矿物质是人体维持生命的营养物质，是人体新陈代谢、修复和维持牙周组织正常功能必不可少的部分。营养缺乏可使牙周组织对口腔局部刺激因素的抵抗力降低，从而易患牙周病。蛋白质缺乏可使牙周结缔组织变性，牙槽骨疏松，还可影响抗体蛋白合成，免疫能力下降，增大了牙周病的易感性。维生素缺乏导致牙周组织创伤后愈合困难。

4. 全身性疾病　常伴有组织缺损和功能下降，或机体免疫调节能力减退，使组织易发生炎症或伤口难修复。例如，糖尿病患者牙周组织内炎症细胞活跃，破坏牙周组织，减弱其修复功能，易发生牙周病；糖尿病的发展得到控制，牙周病的临床症状可显著减轻。

第二节　牙周病的致病因素

牙周病是累及牙龈、牙周膜、牙槽骨和牙骨质的炎症性、破坏性疾病。牙周病是人类最普遍、最古老的口腔疾病之一，在世界各大原始人颅骨上均可见到牙槽骨吸收及牙齿缺失的情况。牙周病的早期并没有明显的疼痛，常常被人们忽视，一旦发生牙齿松动，漫长的治疗时间和较高的治疗费用很难被接受，最终患者难逃牙齿脱落的结局。牙周病的发生、局部与全身因素关系密切，如：牙菌斑、口腔卫生不良、牙石是主要的外在刺激因素；免疫力下降、营养不良、内分泌功能失调等内在因素导致机体抵抗力下降，牙周组织愈合能力较差，促进牙周病的进一步发展。目前公认牙周病是多因素导致的疾病，其中牙菌斑生物膜是最主要的致病因素，菌斑的细菌及其产物是引发牙周病必不可少的始动因子，直接和间接参与牙周病的全过程。但是牙周病的发生、发展也受其他局部刺激因素的影响和全身因素的调控。

一、始 动 因 素

牙菌斑生物膜是牙周组织发生炎症和破坏的始动因素。牙菌斑是一种黏附于牙面、牙龈缘、修复体及龈沟的以细菌为主的生态系。普通的漱口不能清除牙菌斑，只能通过刷牙、洁治等机械方式被去除。附着在龈缘以上的临床牙冠表面的菌斑称为龈上菌斑。附着于龈沟或牙周袋内的根面上的菌斑则称为龈下菌斑，龈下菌斑可分为附着性龈下菌斑和非附着性龈下菌斑。一般来说，龈上菌斑以革兰氏阳性需氧菌为优势，与龋病关系密切；龈下菌斑以革兰氏阴性厌氧菌为主，与牙周病关系密切。

牙龈炎和牙周炎是感染性疾病，均为慢性非特异性炎症，只是炎症的范围和程度有所不同。主要感染源为堆积在牙颈部及龈沟内的牙菌斑中的微生物。菌斑微生物及其产物长期作用于牙龈，引起机体的免疫应答反应，如果宿主对微生物有足够的防御反应，则只形成牙龈炎。若龈上菌斑一直滞留，细菌将开始向龈下生长，当炎症扩延到深部牙周组织，引起牙龈及牙周膜胶原纤维溶解破坏以及牙槽骨吸收，导致牙周袋的形成，此时形成牙周炎。牙龈炎为牙周炎的早期阶段，但并非所有牙龈炎最终都会发展为牙周炎。

二、局部危险因素

1. 牙石　牙石是沉积在牙面或修复体上已经发生钙化或正在钙化的菌斑及沉积物，由唾液或龈沟液中的矿物质逐渐沉积形成。根据牙石沉积的部位，以牙龈缘为界，分为龈上牙石和龈下牙石。牙石的致病作用：①它表面沉积的未矿化牙菌斑，牙石的多孔结构也容易吸附大量的细菌色素，均可刺激牙龈造成炎症；②牙石本身坚硬、粗糙，对牙龈有机械压迫作用；③牙石也增加了日常口腔卫生措施的实施难度，牙石一旦形成，不能用刷牙的方法去除。龈上牙石位于临床牙冠，肉眼可见，体积较大，呈白色或浅黄色，可因吸烟、饮茶、药物、咖啡等形成外源性着色。

牙石在与唾液腺导管口相对应的牙面上沉积较多，如下前牙舌面与上颌第一磨牙颊面。龈下牙石在牙龈缘以下，肉眼看不见，牢固附着于牙面，需用探针进行探查，呈黑褐色，体积较小且硬，以邻面和舌、腭侧较多。牙石的多少与牙周炎呈明显的正相关。牙石对牙周组织的危害主要来自其表面堆积的牙菌斑，由于牙石的存在使得牙菌斑与组织表面紧密接触，引起组织的炎症反应。去除牙石是牙周病预防、治疗和疗效维护的基本原则。

2. 解剖因素　某些牙体或牙周组织的解剖缺陷或异常，常可成为牙周病发生的有利条件，或加重牙周病的进程。根分叉、根面凹陷、颈部釉突处易使菌斑积聚；系带附着位置过高，使游离龈和龈乳头在咀嚼或唇颊活动时被拉离牙面，加重牙菌斑易滞留和牙周病的发生。

3. 错𬌗畸形　牙齿位置异常、拥挤和个别牙的错位、扭转、过长或萌出不足等，导致菌斑堆积，妨碍口腔卫生措施的实施。

4. 𬌗创伤　不正常的咬合接触关系或过大的𬌗力造成咀嚼系统各部位的病理性损害，引起或加重牙龈炎症。造成牙周创伤的𬌗关系称为创伤性𬌗，如咬合时牙齿的过早接触、过高的修复体、夜磨牙、牙尖干扰等，不恰当的正畸治疗也可造成牙周的损伤。当𬌗力超过牙周组织的适应能力，导致牙周组织损伤，称为𬌗创伤。

5. 食物嵌塞　在咀嚼的过程中，食物被压入相邻两牙的牙间隙内，称为食物嵌塞。食物嵌塞是导致局部牙周组织炎症和破坏的常见原因之一，可以引起牙龈炎和牙周炎。由于嵌塞食物的机械作用和菌斑的形成，刺激牙周组织产生炎症，导致牙龈炎症及出血症状，还可引起牙龈退缩、牙龈乳头炎、邻面龋、牙槽骨吸收和口腔异味等。垂直型食物嵌塞往往嵌入较紧，不易剔除。牙周炎患者由于牙龈乳头退缩，常出现水平型食物嵌塞。

6. 不良习惯　口呼吸、吐舌习惯、吮指、夜磨牙、紧咬牙、牙刷创伤、咬唇习惯、不正确地使用牙线、长期吸烟等都有可能造成或促进牙周组织的炎症。烟草中含 4000 种以上的毒素，一氧化碳、重金属盐、致癌物亚硝基胺和成瘾的兴奋剂尼古丁等。吸烟者口腔卫生一般较差，牙面菌斑沉积多，牙石形成增加，牙龈退缩。吸烟抑制成纤维细胞的生长并使之不易附着于根面，影响创口愈合，抑制成骨细胞，导致骨质疏松和骨吸收，进而促进牙周病的发生与发展。

7. 其他因素　充填体悬突是菌斑的积聚和细菌繁殖的场所；过凸的修复体、修复体材料光洁度差、表面粗糙或设计不良的局部义齿，均可增加菌斑的堆积；佩戴固定矫治器后不利于患者自我口腔菌斑的清除，易引起牙龈炎。

三、全身危险因素

牙菌斑的存在是牙周病发生的始动因素，但仅有微生物尚不足以引起病损，宿主的易感性也是基本要素。事实上，并不是所有口腔卫生不良的人群都会发生牙周病，而有一部分人群虽然口腔卫生良好，却出现迅速而广泛的牙周组织破坏。研究显示，宿主的天然免疫防御系统在牙周病发生、发展中起着十分重要的作用。

1. 内分泌因素　内分泌因素与牙龈病的发生相关。在青春期、月经期或妊娠期，患者的牙周组织对病原刺激因素的反应性发生变化，使牙龈的炎症加重，发生青春期龈炎、妊娠期龈炎，甚至发生妊娠期龈瘤。有报道称，患重症牙周炎的妊娠期妇女发生早产或娩出低出生体重儿的危险性为牙周健康妊娠期妇女的 7.5 倍。此外，胰岛素、甲状腺素、甲状旁腺素、肾上腺皮质激素等分泌量异常都可能影响牙周组织正常代谢和功能。

糖尿病与牙周病密切相关已是口腔医生的共识，牙周病和糖尿病之间具有双向影响的关系。糖尿病促使牙周病发生和发展的机制可能与白细胞趋化和吞噬功能缺陷、组织内血管基膜的改变、胶原合成减少、骨基质形成减少以及免疫调节能力下降等因素有关。而牙周病的感染会使糖尿病的代谢控制复杂化。因此，控制糖尿病是保持牙周健康的有效措施，而有效控制糖尿病患者的牙周感染又是控制糖尿病的重要手段。

2. 遗传因素　遗传因素属于牙周病先天的、不可控制的危险因素。遗传因素可增加宿主对牙周病的易感性，宿主的易感性是侵袭性牙周炎和重度牙周炎发生的决定因素之一。白细胞黏附缺陷症、唐氏综合征、掌趾角化牙周病综合征等遗传学疾病的患者均会出现相应的牙周破坏表现。遗传因素使患者在年轻时即发病或牙周病的病理过程加重，并决定疾病的进展速度和严重程度。对具有遗传易感性患者必须加强菌斑控制和定期口腔检查，及时发现问题并积极干预，方能减少因为牙周病导致的牙齿缺失。

3. 血液因素　白血病或贫血时常伴有牙龈病。患白血病时，由于抗感染能力下降，加上菌斑和牙石等局部因素的刺激，容易患牙周炎；急性白血病患者，常表现为牙龈肥大，牙龈溃疡和自发性出血。

4. 营养因素　营养缺乏和代谢障碍与牙周组织疾病的发生有一定关系，可使原有的牙龈炎加重。研究表明：维生素 C 缺乏时，出现牙龈出血、牙槽骨疏松等症状；蛋白质缺乏可引起牙龈、牙周膜结缔组织变性及牙槽骨疏松；维生素 D 和钙、磷缺乏或不平衡可引起骨质钙化不良、牙槽骨疏松等症状。

5. 宿主免疫功能　牙菌斑的致病性还与宿主的免疫防御功能有密切的关系。各种原因导致的宿主免疫防御能力下降，使得牙周组织更易遭受细菌的感染。吞噬细胞的数量减少或功能缺陷都和牙周组织的破坏有关。放射线治疗、精神紧张、增龄性变化、宿主的免疫炎症反应等都会降低宿主免疫防御功能。如人类免疫缺陷病毒感染被认为是牙周炎的危险因素，感染者常常出现迅速地组织坏死、丧失。

6. 其他因素　长期服用抗癫痫药物（如苯妥英钠）、免疫抑制剂（如环孢素）和钙通道阻滞剂（如硝苯地平）等引起牙龈纤维性增生。牙周感染性菌血症可使机体产生相关抗体及凝集素，使血小板凝集形成血栓。有研究表明，牙周病患者发生冠心病的概率为牙周健康者的 1.4 倍，发生脑卒中的概率为牙周健康者的 2.1 倍。

链接

中医视角下的牙周健康

《素问·上古天真论》记载，"岐伯曰：女子七岁，肾气盛，齿更发长……三七肾气平均，故真牙生而长极……。丈夫八岁，肾气实，发长齿更……五八肾气衰，发堕齿槁……八八则齿发去"。中医认为"齿为骨之余"，牙齿与人的骨头是同一根源。肾主骨，肾好牙齿就好。中医认为牙周病最根本的原因是肾气亏虚。中医治疗牙周疾病主要是从人体内部方面进行调理，提升机体免疫功能，增强抵抗力，使人体免于致病菌的感染。

第三节　牙周病的分级预防

牙周病患病率随年龄增长而增加，随着人口老龄化，牙周病带给社会的疾病负担将不断增加。牙周病的预防应遵循三级预防原则，强调一级预防，消除导致牙周病的病因是预防牙周病的主要方法，也是预防牙周病最高效的方法。

一、一　级　预　防

一级预防又称为初级预防，主要是在牙周组织还未发生病损之前，针对牙周病的致病因素采取的预防措施。一级预防是最高效、最积极的预防措施。主要通过对大众进行口腔健康教育和指导，帮助人们形成良好的口腔卫生习惯，摒弃吸烟等不良习惯，不断提升大众自我口腔保健意识，学习正确的刷牙方法，推广牙菌斑检测方法，普及牙线及牙间隙刷的使用，最终达到清除牙菌斑和其他有害刺激因素的目的。同时，大众应该加强体育锻炼，控制糖尿病，增强自身免疫能力，才能更好地防止牙龈炎和牙周炎的发生。通过定期进行口腔卫生宣教和每6个月一次的牙周组织常规检查，及时发现问题，以有效控制和清除牙菌斑，从而更好地预防牙周病发生。

二、二　级　预　防

二级预防又称"三早"预防，即早期发现、早期诊断和早期治疗。在牙周疾病发生的初期及时发现并采取相应的预防措施，旨在减轻防止已发生的牙周组织病变进一步加重，控制其发展。二级预防主要是提高口腔医务人员对牙周病的诊断治疗水平，通过定期牙周组织检查，早期发现疾病，并使之得到及时合理的治疗，使初期的牙龈炎恢复正常，不再进一步发展为牙周炎。

对局限于牙龈的炎症，及时采取专业洁治，去除菌斑和牙石，控制其进一步发展，使牙周组织恢复健康。牙周炎的二级预防也包括已经成功治疗过的牙周炎患者复发。对已发生牙周炎的患者，采用龈上洁治术、龈下刮治术等方法去除牙菌斑及其代谢产物，同时消除牙周袋。采用X线检查法定期观察牙槽骨吸收情况，从而采取恰当的治疗方法，改善牙周组织健康，并防止继发病变的发生。二级预防的效果与患者是否能长期坚持各种预防措施有关。

如出现以下情况，需及时找口腔医生检查和诊治，提示可能患有牙周病。包括但不限于：①刷牙时刷毛上有血迹，咀嚼食物时食物上有血迹；②有牙龈红肿，碰触易出血；③牙根暴露或牙龈红肿、流脓；④有口臭。轻微的牙龈出血是早期牙龈炎的指征，此时不应停止刷牙，而应该使用软毛保健牙刷采用正确的方法继续认真刷牙，一般都可以使牙龈出血得到控制。如果一周后牙龈出血症状未缓解，则应及时寻求口腔医生的帮助。

三、三　级　预　防

三级预防是指牙周组织病变已经发展到严重和晚期阶段，需要通过牙周袋刮治术、牙龈切除术或翻瓣术等复杂牙周治疗以预防牙周组织遭到进一步的破坏，导致的牙齿松动、脱落等病变。

三级预防通过牙周手术联合药物治疗的方法，最大限度地消除牙周组织病损，防止功能障碍，同时通过义齿修复缺失牙，重建咬合功能，并通过随访、精神疗法和口腔健康的维护以维持其疗效，预防复发。同时，还应积极治疗相关的全身性疾病，如糖尿病、血液病、营养缺乏症，增强牙周组织的抵抗力和再生修复能力。

综上所述，牙周病的预防需要口腔健康教育、口腔卫生指导、自我口腔保健和专业性机械去除牙菌斑等口腔预防措施相结合，其中患者对自我口腔保健措施的坚持和正确实施对牙周病的预防具有重要意义。二级和三级预防属于治疗性预防措施，是针对已经发生牙周破坏的患者，而牙周炎一旦发生，很难完全愈合，常需要终身进行牙周维护治疗。因此，在牙周病发生之前针对致病因素进行一级预防才是最有效的预防措施。

考点与重点　牙周病的三级预防

链接

牙龈出血

健康的牙龈呈粉红色，质地坚韧，边缘薄且紧贴牙颈部，不易出血。若患者在刷牙、进食时口腔出血，需要立即观察出血的部位及出血量。牙龈出血的原因有局部因素和全身因素。局部因素最常见的是由于慢性牙龈炎、牙周炎导致，牙龈炎导致的牙龈出血通过龈上洁治术和坚持正确刷牙后可以得到缓解，甚至恢复正常。全身因素包括白血病、血友病等全身血液系统性疾病，常常导致牙龈大范围出血，出血量较多，甚至出血不止。牙龈出血的预防需要坚持每天早晚刷牙和定期牙周健康检查，若牙龈出血症状加重，出血量较大，范围较广，则需要及时进行血液系统疾病的检查，不能掉以轻心，以免延误病情。

第四节　控制牙菌斑

牙菌斑生物膜是牙周病主要的致病因素。牙菌斑生物膜内的细菌及其产物是引发牙周病必不可少的始动因子，它们直接或间接地参与了牙周病发生发展的全过程。实践表明，控制牙菌斑除通过定期接受专业人员的机械性牙齿清洁技术以外，大众日常的自我菌斑控制也是预防牙周病发生和发展的有效方法。

在经过彻底清洁的牙面上，数分钟内便可形成一层透明、无细胞的非均质性薄膜，1小时后便有细菌选择性黏附，从而导致菌斑不断增厚，12小时后便可被菌斑染色剂所染色显示出来。人们需要一生坚持不断地实施菌斑控制，才能有效地维护口腔健康，预防牙周疾病。要达到控制菌斑的目的，必须掌握菌斑的临床评估方法，以了解牙面的清洁状态，菌斑的控制程度，指导有效清除菌斑、评价菌斑控制效果。

一、显示菌斑的方法

牙菌斑常附着于牙面及修复体上，肉眼难以识别，可使用菌斑显示剂使其染色。通过菌斑显示能够展示牙面卫生情况，评估牙面清洁后的效果，暴露残留菌斑以便更有针对性地进行口腔清洁。菌斑显示剂需要具备良好的生物安全性，较强的染色性，通常为食品级色素。常用菌斑显示剂包括碱性品红、荧光素钠等制成的溶液、片剂或便携式菌斑显示棉签（图6-9、图6-10）。个别人可能对显示剂中的某些成分发生过敏反应，故使用前要仔细询问过敏史。儿童要在家长的监督下使用。

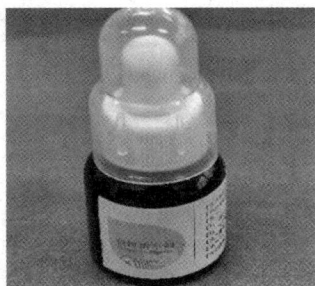

图 6-9　菌斑显示液

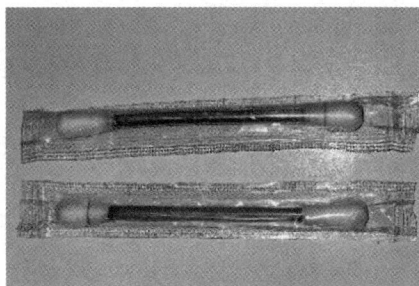

图 6-10　便携式菌斑显示棉签

（一）常用的菌斑显示剂

1. 2% 碱性品红　主要成分是碱性品红 1.5g，乙醇 25mL。漱口浓度为 1% 的水溶液，染色性好，呈紫红色浓染。

2. 2%～5% 藻红　片剂，每片 15mg，染色性较好，呈淡红色。

3. 酒石黄　与广蓝以 85∶15 的比例混合而成，浓度为 4% 的水溶液，局部涂擦使用。

4. 荧光素钠　在日光下不显示颜色。在特殊的蓝色光源下，菌斑显示为黄色。

5. 1%～2.5% 孔雀绿　染色后呈现蓝绿色。

（二）菌斑显示剂使用方法

1. 溶液使用方法

（1）涂布法：使用小棉球或棉签蘸取一定量的菌斑显示液，轻轻涂布于全口牙的牙面，等待 1 分钟后漱口，牙面的菌斑即可着色。

（2）舌尖法或漱口法：将菌斑显示液滴在患者舌尖数滴，让其用舌尖舔各牙面，或将菌斑显示液稀释后漱口，菌斑即可被染色。

2. 片剂使用方法　使用片剂时可将药片放入患者口中，嘱患者充分咀嚼 1 分钟后，用舌尖舔到各牙面，等待 1 分钟后再进行漱口，菌斑即可被染色。

3. 便携式菌斑显示棉签　便携式菌斑显示棉签使用低浓度的菌斑显示液，便于家长检测儿童刷牙效果。使用方法是折断棉签标有红色标识线的一端，棉签中的菌斑显示液自动流到另一端，将浸有菌斑显示液的棉签轻轻涂布于全口牙面，等待 1 分钟后漱口即可显色。

二、菌斑控制的临床评估

菌斑的有效控制需要医师和患者的共同努力，但在实际情况中，能否有效进行菌斑控制更多地取决于患者的自我口腔保健意识和行为。菌斑显示剂的使用能让患者直观地看到菌斑的分布和菌斑控制的成效，有利于激发患者坚持清除菌斑的兴趣和内在动力。

国际上广泛采用菌斑记录卡来记录菌斑的量和分布，并评价菌斑控制效果。O'Leary 菌斑控制记录卡是国际上广泛使用的，是能够帮助患者进行自我菌斑评价控制效果的记录卡。

1. 记录方法　需要检查全口牙的 4 个牙面（唇面、舌面、近中面、远中面），所有显示菌斑的牙面，均在菌斑显示记录卡中相应部位的位置，用"—"表示。所有未萌出或缺失的牙用"×"表示（图 6-11）。

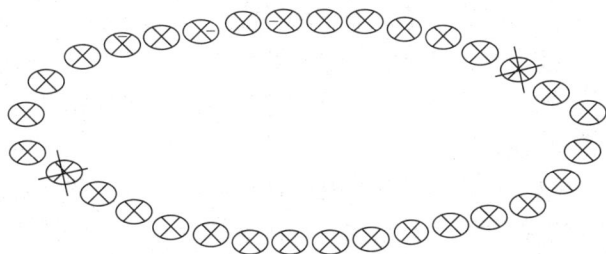

图 6-11　菌斑显示记录卡

2. 菌斑百分率的计算方法　根据菌斑记录卡获取被染色的菌斑牙面数，受检牙面数为受检牙面总数乘以 4，菌斑百分率等于（有菌斑牙面数除以受检牙面总数）乘以 100%。

$$菌斑百分率 = \frac{全口无龋人数总和}{受检人数} \times 100\% \qquad （式6-1）$$

菌斑百分率能反映患者自我菌斑控制效果，一般来说，在首次菌斑染色记录时，菌斑百分率较高，但接受口腔卫生指导后，若能改善不良口腔卫生习惯，坚持认真有效刷牙，菌斑百分率会明显下降。若菌斑百分率达到 20% 以下，则认为菌斑基本被控制。若菌斑百分率达到 10% 以下，则认为达到良好目标。

三、专业人员的控制菌斑方法

自我口腔保健是菌斑控制的重要方式，但每个人口腔的具体情况不同，有些部位的菌斑很难被完全清除，想要保证菌斑控制的效果还需要专业人员的帮助。因此，建议每半年或一年进行一次口腔检查，由口腔专业人员采用预防性清洁术或龈上洁治术等去除牙石、软垢、色素沉着等，同时彻底清除菌斑。

（一）机械性菌斑控制方法

1. 预防性清洁术　预防性清洁术是一种专业的口腔清洁技术，旨在有效去除菌斑和软垢，并改善口腔卫生状况。是针对未发生牙周疾病的个体进行的口腔健康维护措施。由口腔专业人员采用牙龈上洁治和抛光技术去除牙冠上的牙石、菌斑及色素沉着，是牙龈健康的个体定期口腔检查时接受的主要口腔卫生保健措施。预防性清洁术适用于牙龈组织健康、没有发生牙龈疾病、没有龈下牙石、自我菌斑控制效果较好、能够坚持每半年进行一次口腔检查、无探诊出血、无超过 4mm 牙周袋的个体。

预防性清洁术操作步骤如下：

（1）菌斑显示：用菌斑显示剂定位菌斑所在位置。

（2）口腔卫生指导：指导患者用牙刷清除难刷部位的菌斑。

（3）清除菌斑：使用邻间隙刷或牙线清除邻面菌斑。

（4）去除牙石：若有龈上牙石，使用洁治器去除。

（5）抛光：用橡皮杯蘸抛光膏清洁、抛光牙面。

（6）冲洗上药：生理盐水与 3% 双氧水交替冲洗有牙龈出血或抛光膏残留的部位。

2. 龈上洁治术　龈上洁治术是使用龈上洁治器械去除龈上牙石和菌斑，并磨光牙面，防止菌斑和牙石的再形成，是一项贯穿牙周病三级预防的措施，是防治牙周病的首要措施。龈上洁治术比预防性清洁术需要更多的技能和经验。

根据牙石的多少，龈上洁治术可以一次完成或全口分区完成，直至将所有菌斑彻底清除。去除牙结石后，应使用橡皮杯蘸取抛光膏对牙面进行抛光。同时指导患者学会正确的刷牙方法，尽早地实现自我菌斑控制。通过彻底的洁治术，绝大多数菌斑性牙龈炎约在 2 周治愈。洁治术也是牙周炎防治的最基本的方法，通过洁治术使牙龈炎症消退或明显减轻，然后再进行龈下刮治等其他治疗。

通过定期洁治，清除自我口腔卫生维护中未清除干净的菌斑、牙石，是预防牙龈炎、牙周炎发生和牙周维护治疗阶段的重要措施。洁治术还是修复牙体和牙列缺损前、正畸治疗前、口腔内手术前及放疗前等其他口腔治疗前的必要准备内容之一。

（1）超声波洁牙机洁治法：利用超声波洁牙机进行牙石去除，操作简便，具有省时省力、效率高的优点。但超声波洁治法不宜用于放置心脏起搏器的患者，不适合患有艾滋病、肺结核、肝炎等传染性疾病的患者。

（2）手用器械洁治法：先使用镰形洁治器刮除牙面上的大块牙石，最后锄形洁治器刮除残留牙石和色素，用探针检查牙石是否完全清除，最后对牙面进行打磨抛光。用改良握笔式握持洁治器，中指指腹贴紧洁治器的颈部，示指弯曲位于中指上方，大拇指指腹紧贴于柄部对侧，握持器械柄部，并位于中指和示指指端中间，使拇指、示指和中指形成一个三角形力点，从而稳固保持刮治器的稳定，并能灵活转动器械。将洁治器工作刃顶端部分紧贴牙面，放置于牙结石的根部，使洁治器工作刃与牙面呈70°～90°，以80°最佳。避免工作刃尖端翘起，刺伤牙龈。

3. 根面平整术　龈下牙石和菌斑是牙周炎发生和发展的最重要的局部因素，牙周炎患者在进行洁治术后必须进行龈下刮治术和根面平整术。使用龈下刮治器械刮除位于牙周袋内根面嵌入的牙石和菌斑，同时彻底刮除牙根面受到毒素感染的病变的牙骨质，从而去除导致牙周破坏的刺激物，形成坚硬、清洁、光滑、具有生物相容性的牙根面，形成有利于牙周组织再附着愈合的条件。

4. 牙周维护治疗　牙周维护治疗也称牙周支持治疗，牙周治疗如洁治和根面平整之后的随访治疗，目的是去除龈沟区域的菌斑微生物，控制疾病的复发和发展。牙周维护治疗的内容包括针对已经完成牙周治疗的患者去除牙颈部、牙周袋区域的菌斑，并抛光牙面，牙周评估，以及患者的菌斑控制效果评价。若出现新的牙周病症状或牙周病复发必须考虑进一步的诊断和治疗。牙周维护治疗与预防性清洁术是不同的，牙周维护是牙周治疗之后的随访治疗，预防性清洁术是对牙龈健康者的牙周维护；牙周维护治疗与牙周治疗也不同，牙周维护治疗的目的是去除龈沟区域的菌斑微生物，而牙周治疗的目的是尽可能去除龈下菌斑，阻止细菌的聚集。

另外，牙周维护治疗应使用细的超声洁治工作尖，选用低于75%的速度。超声洁治去除菌斑和牙石比手动洁治效率更高。患者的自我口腔清洁护理主要是控制龈上菌斑。专业人员的口腔护理可帮助患者获得并保持良好的口腔卫生。对于保存天然牙，定期的牙周维护治疗比牙周治疗和个人口腔清洁护理都更重要。牙周维护治疗对完成牙周治疗的患者来说，依然是最可靠的治疗措施。

考点与重点　*菌斑控制方法*

（二）化学性菌斑控制方法

机械的方法并不能彻底去除牙菌斑，配合化学药物的使用可弥补机械控制菌斑的不足，从而更好地预防和治疗牙周病。应用有效的化学药物来抑制菌斑的形成或杀灭菌斑中的细菌是控制菌斑的辅助方法，但应在医生的指导下合理使用，以免产生耐药菌株、延误病情或加重感染。

用作菌斑控制的药物应具备以下特点：①能杀灭菌斑微生物或防止其生长繁殖，对特异性致病菌有效。②化学性能稳定，不受口腔和菌斑中其他成分的影响，能够在牙周袋内达到有效的浓度。③不易发生耐药性，对口腔组织和全身均无毒性，不引起机体的变态反应，不应有毒副作用。化学药物使用的方法有全身应用及局部应用。

1. 全身应用

（1）阿莫西林：是牙周科常用抗菌药，常与甲硝唑类药物联合应用。对重度慢性牙周炎、侵袭性牙周炎等顽固性牙周炎具有较好的疗效。使用方法：口服，每次0.5g，每日3次，7日为一个疗程。

（2）甲硝唑：广泛应用于抗厌氧菌感染，对牙周病致病菌如牙龈卟啉单胞菌、中间普氏菌等有明显的杀灭作用，口服后可在唾液、龈沟液内达到较高而持久的有效浓度。使用方法：口服，每次0.2g，每日3～4次，5～7日为一个疗程。

（3）替硝唑：与甲硝唑相比，替硝唑的具有疗效更高、半衰期长、疗程更短的抗厌氧菌药。使用方法：口服，首日顿服2g，此后每次1g，每日一次，3～4日为一个疗程。

（4）四环素：是广谱抗生素，对革兰氏阳性菌和阴性菌、螺旋体均有抑制繁殖的作用，对与牙周疾病密切相关的细菌都有效，尤其是对局限性侵袭性牙周炎的疗效好。它还能抑制胶原酶的活性，阻止胶原纤维的破坏，促进牙周新附着的形成。口服四环素后，龈沟液中的浓度是血药浓度的2～10倍。使用方法：口服，每次0.25g，每日4次，2周为一个疗程。

（5）多西环素：抗菌作用比四环素强2～10倍，具有速效、强效、长效的特点。它对组织的穿透力较强，半衰期较长，所以用药剂量较小，耐药性少见。小剂量的多西环素具有调节宿主反应的作用，能显著抑制牙周组织胶原酶的活性，阻止牙槽骨吸收，促进成纤维细胞的增殖、分化和结缔组织的附着，有利于牙周组织再附着。小剂量，长疗程应用多西环素可辅助治疗伴糖尿病的牙周炎。同时对伴放线杆菌有特殊的抑制效果，可用作预防和治疗侵袭性牙周炎。使用方法：口服，每次20mg，每日1次，3个月为一个疗程。停药3个月后可继续使用一个疗程。

（6）联合用药：同时应用两种或两种以上的抗菌药物。牙周病是多种细菌的混合感染，临床上可采取抗菌药物的联合应用。联合用药时，要考虑药物之间的相互作用，配伍得当，可使药物间的协同作用得以发挥，有利于提高疗效。应注意避免产生药物间的拮抗作用。多西环素与甲硝唑联合应用，具有协同作用。而青霉素与四环素联合应用，则会产生拮抗作用。

（7）宿主调节药：非甾体抗炎药、四环素类药、中药制剂、预防骨质疏松的药物等均能调节机体与细胞的免疫功能，抑制牙槽骨吸收，阻断牙周炎进程。非甾体抗炎药包括布洛芬、双氯芬酸钠等。按照中医"肾虚则齿豁，精固则齿坚"的理论，通过补肾、滋阴的药物调节宿主免疫能力，对延缓牙周病进程有一定疗效，常见的中成药有：六味地黄丸、补肾固齿丸等。

2. 局部应用　牙周病局部用药具有剂量小、局部药物浓度高、毒副作用小、疗效较好等优点。能采用局部药物治疗者，应尽量减少全身用药。常见的化学制剂包括含漱剂、软膏、牙周袋冲洗液、缓释装置等。下面介绍几种常用局部控制菌斑的化学制剂。

（1）氯己定：又称洗必泰，化学名称为双氯苯双胍己烷，是一种广谱抗菌剂，为二价阳离子表面活性剂。氯己定的作用机制主要是减少细菌在牙面的黏附和定植。氯己定主要用于局部含漱、涂擦和冲洗。常用剂型为0.12%或0.2%的含漱液。使用方法是每天早晚各一次，每次10mL，在刷牙和使用牙线之后含漱1分钟。还可用于牙周袋内冲洗，具有消炎、减少菌斑形成的作用，还能防止牙龈炎的复发。如牙周袋内有脓血的情况下其作用的发挥会受到一定的影响，将氯己定缓释片，置入牙周袋内，能提高药物在局部长期维持有效的治疗浓度，增强疗效，减轻副作用。氯己定化学结构稳定，毒性小，长期使用不易形成耐药株，不会造成人体损害。但氯己定溶液长期使用可能会出现牙面染色，味苦，轻度黏膜刺激等，故可在饭后及睡前使用。少数患者出现口腔黏膜上皮剥脱，口干及灼痛，停药后可消失，应遵医嘱使用。

（2）过氧化氢：是一种氧化剂，过氧化氢与组织、血液、脓液中的过氧化物酶接触后，立即释放出新生态氧，产生大量气泡，有清洗、止血、灭菌、除臭功能。含漱液浓度为3%，对厌氧菌和螺旋体有良好的抑制作用。用于超声波洁治前含漱1分钟，可大大减少洁治术时喷雾中细菌的数量，减少诊室环境的污染。3%过氧化氢溶液冲洗牙周袋，可改变袋内的厌氧环境，抑制厌氧菌的生长繁殖。对治疗急性坏死性龈炎有较好的效果。

（3）碘制剂：碘伏刺激性小，是低毒安全的消毒剂，可用于脓肿引流后的牙周袋，有较好的消炎作用。碘甘油刺激性较小，有抑菌、消炎、收敛作用。牙周袋冲洗擦干后，将药液置入袋内。

（4）米诺环素：盐酸米诺环素软膏属于缓释剂，将其注射入牙周袋内，遇水后变硬形成膜状，可在牙周袋内缓慢释放，并在24小时内达到最大药物浓度，单次注射可在牙周袋局部维持有效浓度1周，每周1次，4次为一个疗程。

（5）甲硝唑：25%甲硝唑凝胶和甲硝唑药棒是临床常用的缓释剂。对牙周脓肿及深牙周袋的治疗效果良好，但牙周袋内有效药物浓度维持时间较短，一般为2～3日。

医者仁心

口腔预防领域专家——荣文笙

国家健康科普专家荣文笙，主要从事牙周疾病的预防研究。她通过大规模数据收集与分析，揭示了口腔卫生习惯不良、吸烟和全身性疾病等与牙周病发生发展的紧密关联，为制定精准有效的预防策略提供了科学依据。她注重牙周病预防理论的发展与传播、牙周病预防知识的普及。通过组织学术交流活动等方式，引领国内牙周病预防工作朝着规范化、科学化方向发展。

第五节　控制相关危险因素

一、改善食物嵌塞

由于引起食物嵌塞的原因有很多，只有明确造成食物嵌塞的具体原因，才能采取相应的方法，及时矫治食物嵌塞。用选磨法矫治部分垂直食物嵌塞。通过选磨法重建食物溢出沟，可以改善牙面的重度磨损或不均匀磨损，恢复牙的生理外形，调整边缘嵴，重建外展隙，防止食物嵌塞。也可重新制作引起食物嵌塞的修复体，并矫治牙列不齐等。对于水平食物嵌塞，可考虑制作食物嵌塞矫治器，或用牙线、牙间隙刷清除嵌塞的食物。

二、调　　𬌗

创伤虽然不是引起牙周炎的直接原因，但它能加重和加速牙周炎的发展进程，妨碍牙周组织的愈合。调𬌗是通过磨改牙外形、牙体和牙列修复、正畸矫治以及拔牙等消除早接触和咬合干扰，建立起有利于牙周组织的功能性咬合关系，减少对牙周组织的创伤，促进牙周组织的修复。调𬌗一般适用于因𬌗干扰或早接触而引起的咬合创伤的病理改变者。调𬌗一般应在牙龈炎和牙周炎得到控制之后进行。因为在炎症期有些牙有移位，而炎症消退后，患牙又有轻度的复位，此时调𬌗更加准确。

三、破除不良习惯

吸烟会影响牙周健康，降低牙周组织的愈合能力，应引起广泛宣传吸烟的危害。加强吸烟者自我口腔保健措施，改善其口腔卫生状况，减少和消除吸烟对牙周组织造成的损伤。有试验表明，在口腔健康教育中加入戒烟内容是减少患者吸烟、保护牙周健康的有效辅助措施。去除引起磨牙症的致病因素，制作𬌗垫，并定期复查。通过口腔健康教育，让人们了解不良的口腔习惯对牙周组织造成的危害，使人们自觉地破除不良习惯，维护牙周健康。

四、预防、矫治错𬌗畸形

错𬌗畸形可造成菌斑滞留，咬合不平衡，导致牙周组织损伤。因此，对错𬌗畸形进行预防和矫治是治疗和预防牙周病的必要手段。预防错𬌗畸形包括：①进行口腔健康教育，提高母亲的预防意识；②多吃能够刺激儿童颌面部组织正常生长发育的食物；③及时预防和治疗乳牙龋，防止乳牙牙体缺损和牙列缺损；④预防和治疗乳恒牙替换障碍；⑤处理额外牙、先天缺牙等；⑥及时纠正口腔不良习惯。矫治已经发生的各种错𬌗畸形，如牙错位、牙列拥挤、反𬌗、深覆𬌗、锁𬌗等。

在正畸治疗中应注意：①设计方案和矫治力要恰当，避免对牙周造成创伤；②准确安放矫治器位置，以免损伤牙龈；③密切观察矫治牙的松动度，如出现咬合创伤，应立即调整矫治方案；④矫治过程中加强菌斑控制，以减少牙周病的发生。

五、制作良好的修复体

制作精良合理的修复体、重新恢复咀嚼的功能性刺激是维持牙周健康必不可少的基础。因此在修复体制作过程中应注意：①固定修复体的边缘应放在适当的位置；②修复体的邻面和𬌗面应有良好的外形接触区和接触点，避免食物嵌塞；③桥体、卡环、基托的设计制作要尽可能减少菌斑和食物残渣的堆积，便于清洁；④可用金刚石针磨除充填悬突，然后用细砂纸磨光邻面，或去除充填物重新充填。

六、提高宿主抵抗力

全身因素关系到牙周组织对局部刺激因素的反应，影响着牙周组织破坏的严重程度和修复能力。因此，牙周病的预防不仅要消除和控制局部刺激因素，还需要提高机体的抵抗力，增强牙周组织对致病因子的免疫力。积极治疗和控制与牙周病发生有关的全身性疾病，如内分泌紊乱、糖尿病及遗传性疾病等。加强对高危人群的监测。青春期和妊娠期是牙周病特别是龈炎发生的高危期，除了积极保持内分泌平衡外，特别要注意对高危人群的专业性口腔卫生护理，定期口腔检查，进行常规的牙周冲洗和洁治。同时加强个人的口腔卫生保健措施，避免牙龈组织受到细菌及其毒性物质的侵袭。

综上所述，牙周病的预防必须采取自我口腔保健与专业性防治相结合的综合性措施，才能消除引起牙周病的始动因子，控制其他局部因素对牙周组织的影响，提高宿主的抗病能力，降低牙周组织对疾病的易感性。为了保证治疗后牙周组织迅速恢复健康，并防止复发，牙周维护治疗和牙周病的预防同样重要。所有牙周病在接受系统治疗后都应进行长期的、终身的牙周维护即牙周支持治疗。最好的牙周维护治疗期一般为每 3 个月一次。在牙周治疗完成后 3 个月即应开始复查，详细了解患者的全身情况和牙周局部状况，有无新的问题发生；仔细检查牙龈，龈沟深度，有无牙龈出血，牙松动度，菌斑控制的情况。有目的地针对具体情况进行口腔卫生指导，要求患者继续进行个人口腔卫生护理，控制菌斑，定期进行龈上洁治和根面平整，清除菌斑和牙石，维持健康、卫生的口腔生态环境，使愈合或正在愈合的牙周组织免受细菌再次侵袭，防止牙周附着再丧失；使受损的牙周组织康复，长期处于健康状态。

❓ 思 考 题

1. 牙周病的致病因素有哪些？
2. 牙周病三级预防的措施及方法有哪些？
3. 牙周病流行病学指数包括哪些？

本章数字资源

第七章　自我口腔保健方法

　　患者，8岁，半年前发现右下磨牙部分牙齿发黑，咀嚼食物时疼痛不适，切牙还未开始替换。看到同龄儿童的切牙均更换了恒牙，其父母十分担忧、焦虑，不知如何处理，是否需要进行治疗。

问题：　1. 该患者的情况是正常的吗？如何有效培养儿童良好的口腔卫生习惯？
　　　　　2. 应如何与家长沟通导致这种情况的原因，积极采取相应的预防措施？

　　龋病和牙周疾病是最常见的口腔疾病，主要是由附着在牙齿上的牙菌斑引起，因此清除牙菌斑是维护口腔健康的基础。预防口腔疾病需要个人口腔维护和专业维护相结合。个人口腔维护包括有效刷牙、氟化物使用、定期口腔检查、平衡膳食等；专业口腔维护包括氟化物应用、窝沟封闭以及洁治等。自我口腔保健的内容是每个人都需要掌握的保健知识和技能，是健康教育和大众科普宣传中常用的知识。随着科技进步和学科发展，口腔保健的手段和技能越来越丰富，然而，最基本的自我口腔保健内容始终是菌斑控制。自我口腔保健的方式包括漱口、刷牙、使用牙间隙刷、牙签等，常见的口腔保健用品包括牙刷、牙膏、牙线、牙间隙刷等（图7-1）。

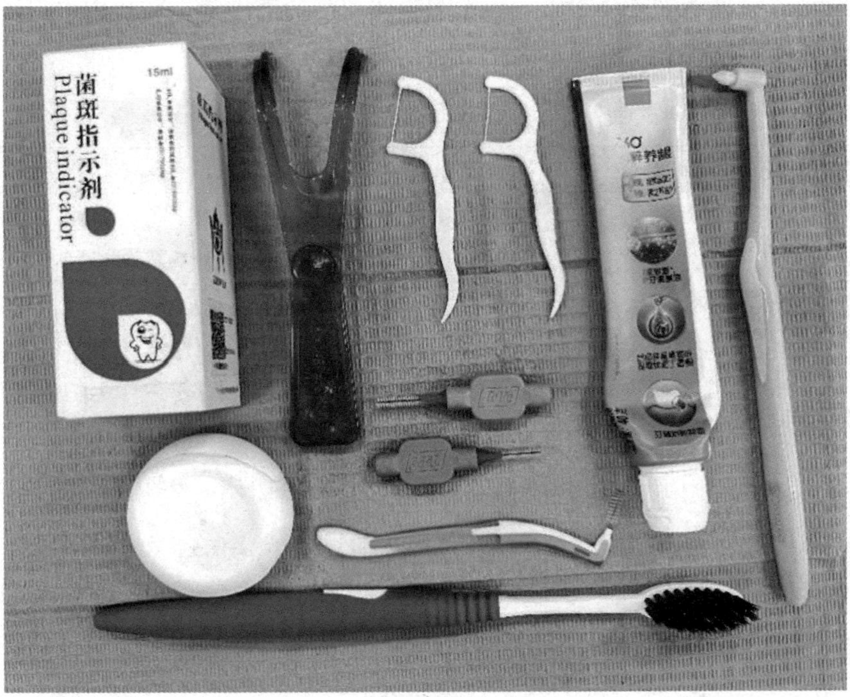

图7-1　常见口腔保健用品

第一节 刷 牙

一、牙 膏

牙膏是刷牙的辅助用品，牙膏已成为人类日常生活的必需品。可增强刷毛与牙面的摩擦力，更好地清除食物残渣、软垢和牙菌斑，同时有助于缓解口腔异味，使口气清新。若在体中加入氟化物、抗菌药物、抗牙本质敏感的化学物质，则具有防龋、抑制菌斑形成、抗牙本质敏感的作用。

目前我国市场上的牙膏可大致分为普通牙膏和功效型牙膏两类。

1. 牙膏的作用 ①物理作用：增加刷牙的去污作用，由于牙膏中含有摩擦剂和洁净剂，刷牙时牙面的污渍更容易被洗刷掉。②化学作用：牙膏既可以去除牙面污渍，又含有香味剂，使口腔清新；牙膏中加入矫味剂和表面活性剂，使刷牙时产生泡沫，有助于提高儿童对刷牙的兴趣，使儿童主动刷牙。③生物作用：牙膏中加入某些药物，如氯己定、氟化钠、氯化锶等，有抑菌、灭菌、消除菌斑，防止龋病，降低牙齿敏感度，预防口腔疾病的作用。

2. 牙膏的用量 成人每次刷牙使用的牙膏剂量为 1g（长度约 1cm）。儿童由于其吞咽功能尚未完全形成，在 3 岁之前不建议使用含氟牙膏，以免误吞。6 岁以下儿童使用含氟牙膏刷牙时，每次使用剂量为 0.5g（长度约 0.5cm），约黄豆大小。在最新的牙膏国标中规定，儿童可使用含氟量在 0.05% ～ 0.11%（每 1000g 中含有 500 ～ 1100mg 氟化物）的含氟牙膏，成人含氟牙膏的氟含量在 0.05% ～ 0.15%（每 500g 中含有 500 ～ 1500mg 氟化物）。

3. 牙膏的组成与作用 作为刷牙的辅助用品，牙膏主要有效成分是摩擦剂，借助牙刷的机械摩擦的作用清洁牙齿表面菌斑，对牙齿及其龈缘进行清洁，保持口腔清洁。牙膏的基本成分包括摩擦剂、洁净剂、润湿剂、胶黏剂、防腐剂、芳香剂和水（表 7-1）。另外，根据不同的目的加入一些有保健作用的制剂。

（1）摩擦剂：摩擦剂占牙膏含量的 20% ～ 40%，常用的摩擦剂有碳酸钙、焦磷酸钙、磷酸氢钙、氢氧化铝、二氧化硅、硅酸盐等。通过刷牙时的机械摩擦作用，摩擦剂可帮助清洁与磨光牙面，使牙面清洁、发亮、光滑，去除色素沉着及菌斑。理想的摩擦剂清洁能力强，对牙面无损伤，具有高度磨光性，能防止色素再沉着。

表 7-1 牙膏的主要成分、含量及功能

组分类别	代表性成分	百分比	功能
摩擦剂	硅石、磷酸氢钙、碳酸钙等	20% ～ 40%	通过摩擦除去菌斑、色素，磨光牙面使其光滑
保湿剂	山梨醇、甘油	20% ～ 40%	提供香味剂、磨料和药物的载体，维持湿度
胶黏剂	羧甲基纤维钠、硅石粉	1% ～ 2%	使牙膏形成结构稳定的牙膏，避免固液分层
表面活性剂（洁净剂、发泡剂）	十二醇硫酸钠、月桂醇硫酸酯钠、月桂酰肌氨酸钠、聚山梨醇酯类衍生物等	1% ～ 2%	使用时产生泡沫，降低表面张力，浸松牙面附着物
香味剂（芳香剂）	薄荷、薄荷油、留兰香、肉桂、水杨酸甲酯等	< 2%	清爽凉快的口感、减轻口臭
功效药物	氟化物、氯己定、多聚磷酸盐		防龋、抗菌、增白功效
防腐剂	异氢氧安息香、三氯羟苯醚	0.1% ～ 0.5%	防止膏体变质，抑菌作用，增加牙膏稳定性
水		20% ～ 40%	

（2）洁净剂：又称发泡剂或表面活性剂，占 1% ～ 2%，多用合成洁净剂，如月桂醇硫酸钠、十二

醇硫酸钠、椰子单酸甘油酯磺酸钠。使用时产生泡沫，浸松牙面附着物可以降低表面张力，能够松解表面沉积物与色素，乳化软垢，使其易被清除，同时能够激发刷牙兴趣。

（3）湿润剂：占20%～40%，常用的有甘油、聚乙二醇和山梨醇。作用是保持湿润，防止接触空气而硬化并使剂型保持稳定，这些制剂需做防腐处理，以防微生物生长。

（4）胶黏剂：占1%～2%，常用有机亲水胶体，如羧甲基纤维素钠及合成纤维素衍生物，作用是防止在贮存期间固体与液体成分分离，保持均质性，有机胶体需防腐，以阻止微生物生长。

（5）防腐剂：作用是防止细菌生长，防止膏体变质，延长贮存期限，并使其他成分相容，抑制细菌生长，增加牙膏稳定性。常用乙醇、苯甲酸盐及三氯羟苯醚。

（6）其他：甜味剂可以提供人们喜欢的口味，常用无致龋性的甜味剂，芳香剂和色素等，这些成分最多为2%，水作为溶媒，占20%～40%。现在市场上还有菌斑显示牙膏，在其中加入菌斑显示剂的成分，能够帮助儿童识别菌斑所在部位，提升菌斑控制的效果。

医者仁心

40年牙防之路——台保军

台保军教授以提高全民口腔健康水平为己任，近40年来一直奋斗在口腔预防第一线。她积极主持参与口腔健康西部行大讲堂巡讲，题目为"口腔健康与全身健康"；每年"9·20全国爱牙日"进行口腔健康科普宣传；2015年策划拍摄的《Fones刷牙法》，规范和填补了国内家长帮助儿童刷牙的口腔健康教育视频的空白。台保军坚持规范普及口腔健康知识，科学防治口腔疾病，做"健康中国"的践行者和传播者。她一直在牙病防治事业辛勤耕耘，坚守党员服务群众的初心，为满足人民群众对口腔健康的美好期待不懈努力，继续为推进全民口腔健康砥砺前行。

4. 功效牙膏 功效牙膏是指除了普通牙膏的清洁作用外，还具有预防或辅助治疗某些口腔疾病的牙膏。目前对于游离氟或可溶氟含量超过500mg/L的牙膏，无需提供实验室和临床证明，即可得到防龋功效的认可。当牙膏中加入氟化物、氯己定、三氯羟苯醚，可溶性焦磷酸盐、枸橼酸钠、氯化锶、硝酸钾、氟化亚锡及少数中草药提取物等时，则具有防龋、预防牙龈炎、消炎抗菌、美白、抗过敏、止血等功效。

功效牙膏必须满足以下要求：①安全有效、无毒、无副作用；②与膏体其他成分有良好的相容性；③具有增强牙釉质抗酸的作用；④具有抗菌作用，抑制细菌生长。

下面介绍几种常见的功效牙膏：

（1）含氟牙膏：我国在20世纪70年代后期开始将含氟牙膏投入市场，大量研究和实践证明，对于6岁以上儿童和成年人，应用含氟牙膏有益无害，使用含氟牙膏防龋是安全、有效和经济的方法，是最常见的功效牙膏。2009年我国实施新的牙膏强制性国家标准，成人含氟牙膏的氟含量在0.05%～0.15%，儿童含氟牙膏的氟含量在0.05%～0.11%。含氟牙膏须注明添加量，儿童含氟牙膏还须表明警示性文字。

（2）抑制菌斑与减轻牙龈炎症功效牙膏：指产品通过化学成分的作用抑制牙菌斑或减轻牙龈的红肿、出血等炎症表现的作用。国内外对含有三氯生、西比氯胺和氯己定抗菌成分的功效牙膏或漱口水进行了大量临床试验研究，表明确有抗牙菌斑和减轻牙龈炎症的功效。

5. 抗牙本质敏感牙膏 市场上的抗牙本质敏感牙膏主要通过两种机制缓解牙本质敏感。一类作用于神经细胞外部，通过去极化抑制神经疼痛信号传导而减轻外部刺激带来的痛觉。这一类以可溶性钾盐为主，如硝酸钾和氯化钾，具有安全性和有效性。在医师指导下使用，一般不要连续使用超过4周。另一类是通过堵塞暴露的牙本质小管口，阻隔外界刺激而减轻牙本质敏感。这一类常见的有氟化亚锡或其他亚锡盐类、乙酸锶、复方氨基酸注射液、磷硅酸钙钠和精氨酸等。在刷牙时能在暴露的牙本质表面形成沉淀物，封闭开放的牙本质小管，阻隔外界冷、热、酸、甜的刺激，从而减轻或预防敏感。另外，形成的保护层有很好的耐酸性，可以避免日常酸性饮料导致的牙本质敏感复发。

6. 增白牙膏　色素沉着通常分为外源性着色和内源性着色。外源性着色主要来源于日常饮食或吸烟带来的颜色。如茶、咖啡、红酒等饮料里的有色化合物如丹宁酸和多元酚等聚合物，香烟、果浆里的深色素都会吸附在牙釉质表面，遮盖了牙釉质并降低其透明度而使牙染色。内源性着色是有色物质沉积在釉质下的牙本质上，使牙齿外观发黄，有时还包括其他不良色泽。内源性着色主要来源于四环素和饮水中的过量氟。增白牙膏主要通过摩擦剂和化学制剂发挥美白作用，以去除外源性色素为主。摩擦剂在刷牙时通过摩擦作用能有效去除牙外源性着色，从而清洁洁白牙齿。许多化学制剂被用来作为有效去除外源性着色的途径，如表面活性剂、化学螯合剂和酶类，它们的有效性已经被证实。目前大量使用的是磷酸钙表面活性构建物，包括焦磷酸盐和多聚磷酸盐，又称六偏磷酸钠。焦磷酸盐与牙面和牙石中的磷酸钙类钙盐有较强的亲和力，在吸附的同时，它能促进牙面原有的含色素成分的膜蛋白解除吸附作用，从而分解软化色斑，带来美白效果。多聚磷酸盐具有高分子量和长链的特点，与牙面的亲和力更强，安全有效性更高。针对内源性色素，目前主要使用的是过氧化物成分，如过氧化氢或过氧化脲等。这些产品需要在临床医生的指导下使用。

7. 中草药牙膏　中草药牙膏是一个值得研究的重要领域。2003 年，云南白药牙膏研制成功，并正式引入市场，其神奇的疗效使其畅销于海内外，是牙膏市场第一阵营的唯一民族品牌。临床应用的中药牙膏品种较多，也具有防治龋病、牙周病等作用，但有些尚缺乏可靠的药效鉴定和临床观察，药理作用不明确，有待进一步研究。

目前，含氟牙膏和含有其他活性成分的功效牙膏已在世界范围内广泛应用，几乎完全取代了普通牙膏。现在工业化国家生产和销售的含氟牙膏已占市场份额的 80% ～ 90%。含某些广谱抗菌药物和化学制剂的牙膏对减少菌斑、龈炎与牙石形成，增进牙周健康起到积极作用。但长期应用应注意不影响口腔微生物的生态平衡，不使微生物产生抗药性，不使外源性微生物寄居于口腔内。因此，微生物学、化学、药物动力学方面的研究资料以及临床研究资料都必须能提供充分的科学证据来支持并指导功效牙膏的应用。一般消费者对牙膏的选择常考虑它的功效、香型、价格、外观以及品牌等。但最重要的还是其功效与安全性，其次是专业人员与机构的认可程度，再次是香型的可接受程度和价格的可承担程度。

考点与重点　牙膏的组成与作用

二、刷　牙

（一）刷牙的目的

刷牙的目的是清除牙面和牙间隙的菌斑、软垢与食物残屑，减少口腔细菌和其他有害物质，防止牙石的形成。并借助牙刷的按摩作用增进牙龈组织的血液循环和上皮组织的角化程度，有助于增强牙周组织对局部刺激的防御能力，维护牙龈的健康。有效刷牙能清除牙菌斑，是最主要的个人口腔维护方法。若刷牙方法不正确会导致牙龈退缩、楔状缺损等。

（二）牙刷的分类

1. 手动牙刷　牙刷根据驱动力不同分为手动牙刷和电动牙刷。牙刷通常指的是手动牙刷，由刷头、颈部和刷柄构成。针对不同的年龄段和口腔健康情况，牙刷的设计各不相同，如儿童和成年人使用的刷头大小和刷柄长短均有所不同；牙周组织的健康状况不同，使用的牙刷刷毛软硬程度也有所差异。根据刷头形状，刷毛排列的不同，牙刷又可分为通用型与特殊型两大类。通用型牙刷一般为刷头大小适中，刷柄以直柄为主，刷毛软硬适中，排列平齐，毛束排列一般为 10 ～ 12 束长、3 ～ 4 束宽，毛束之间有一定间距，便于使用后及时清理刷毛间隙的食物残渣。特殊型牙刷是为了适应口腔的特殊情况和特殊目的而设计的，特殊型牙刷的刷头形状、刷毛的排列形式各有不同，如波浪形、中凹形、半球形等，刷柄的设计可有一定的曲度。

（1）刷头：一般来说，成人牙刷的刷头较儿童牙刷的刷头大。无论刷头大小，都必须保证在进入口腔后能够清洁最后一颗牙齿的远中面。刷头的形状通常为长方形、长圆形、椭圆形或圆形等，无论哪一种，只要能够达到口腔难以清洁的部位即可。

（2）刷毛：刷毛的材料多为尼龙丝，优点是光滑、不吸水、回弹力好、易洗涤和干燥、无味，有一定的硬度，对牙龈有按摩作用。刷毛一般分为硬毛、中软毛、软毛和超软毛。目前普遍使用中软毛、软毛，此二者柔韧易弯，并能进入龈缘以下和牙间隙清除菌斑。硬毛牙刷可能损伤牙面和牙龈，超软毛的牙刷清除菌斑的效果欠佳。每束刷毛间的距离不小于 1.5mm，尼龙丝直径一般不超过 0.3mm，目前认为 0.18mm 的尼龙丝去污能力最强。

（3）刷柄：刷柄材质目前多为塑料制品，有足够的硬度、强度，能负担刷牙时所用的力量，不易弯曲和断裂，防潮，不吸收水分，易干燥。刷柄应有适当的长度与宽度，还要符合人体工程学特点，便于握持，不易滑脱。不建议使用木制或竹制的刷柄，既容易吸水发霉，且容易滋生细菌。

2. 电动牙刷　是指以电力驱动刷毛运动的牙刷，使用便利，具有更好地清洁牙菌斑和色素沉着的作用。虽然电动牙刷的初衷是为了帮助手运动功能障碍的患者，但随着电动牙刷设计越来越精细和人性化，且很多国产电动牙刷价格低廉、性能优越，已经逐渐成为老百姓可以接受的刷牙工具。电动牙刷多采用旋转、往复和震动三种运动方式相结合，其运动频率可达到每分钟几千次的转动和几万次的震动。在大数据时代，电动牙刷可以实现多种刷牙模式的转换，同时记录刷牙时间和频率，提醒刷牙压力的大小，让刷牙更加科学化。对于受到刷牙无法达到理想效果的人群，应该鼓励使用电动牙刷以提高刷牙效率，保证有效控制菌斑。

3. 牙刷的选择　牙刷刷毛的材质应选择尼龙丝，软硬适中，一旦刷毛卷曲便不能再用。刷头一般为椭圆形，尽量小巧，便于在口内灵活转动。牙刷的选择一般根据个人手灵活度、牙齿排列情况、牙周健康状况和个人喜好而决定。一般来说电动牙刷的设计更适合生活不能自理的智障儿童、手功能障碍人群及需要别人帮助的刷牙的人群。目前，大多数人并不能进行正确的改良巴斯刷牙法，因此，相对来说电动牙刷对菌斑的清洁能力更强。若能够熟练使用改良巴斯刷牙法进行刷牙，使用普通牙刷还是电动牙刷都可有效进行菌斑控制。

4. 牙刷的保管与维护　牙刷和牙刷杯应一人一用，防止交叉感染，由于刷毛上有大量细菌滋生繁殖，每次刷牙后需要用大量清水冲洗，甩干水分后置于干燥通风处。尼龙丝材质的刷毛不能在沸水中浸泡或用开水煮沸，避免受热后弯曲变形。若牙刷毛发生弯曲变形则应更换，否则容易损伤牙龈，且清洁能力大幅度下降，一般 2 ～ 3 个月更换一把新牙刷。

三、刷 牙 方 法

不正确的刷牙方式不但无法清除菌斑，还会使牙龈退缩，牙颈部暴露引起牙齿敏感。刷牙方法有很多，每一种都有各自的特点。目前大多数刷牙方法都有拂刷、颤动和旋转三种动作，国际上推荐的成人刷牙方法是改良巴斯刷牙法（图 7-2），又称水平颤动拂刷法，儿童的刷牙法推荐使用圆弧刷牙法。改良巴斯刷牙法能有效清除龈缘附近及龈沟内菌斑的方法，但建议使用软毛牙刷进行刷牙。其不足在于暴力的刷牙可以使短距离颤动变成强力摩擦而损伤龈缘。这里重点介绍两种刷牙法。

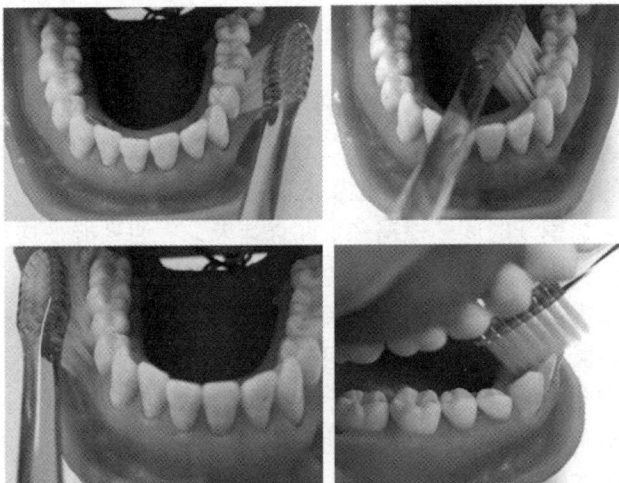

图 7-2　改良巴斯刷牙法

（一）改良巴斯刷牙法

1. 刷毛角度　刷上、下颌牙弓的唇（颊）、舌（腭）面时手持刷柄，刷毛指向根尖方向（上颌牙向上，下颌牙向下），与牙长轴呈 45° 角，但通常对患者较容易和较安全的是先与牙长轴平行，然后稍作旋转，与龈缘呈 45° 角。把牙刷刷毛端放在直指龈沟的位置，刷毛约与牙长轴呈 45° 角（图 7-3）。轻度加压勿使刷毛屈曲，使刷毛端进入龈沟。

2. 水平颤动　颤动牙刷 2 ~ 3 颗牙为一组，以短距离来回颤动牙刷，勿使毛端离开龈沟，至少颤动 5 ~ 10 次，颤动幅度不超过 1 ~ 2mm。

3. 重新放置牙刷　将牙刷移至下一组 2 ~ 3 颗牙，注意上一组牙有部分重叠。

4. 重复颤动　在上、下颌牙弓的唇、舌面的每个部位重复颤动。

5. 刷前牙的舌面、腭侧面　将牙刷竖放在前牙舌、腭侧牙面，使刷毛垂直并指向和进入龈沟。

6. 刷牙齿𬌗面　将牙刷毛垂直放置，轻轻加压，使刷毛部分进入窝沟（图 7-4），前后水平颤动，至少颤动 5 ~ 10 次。

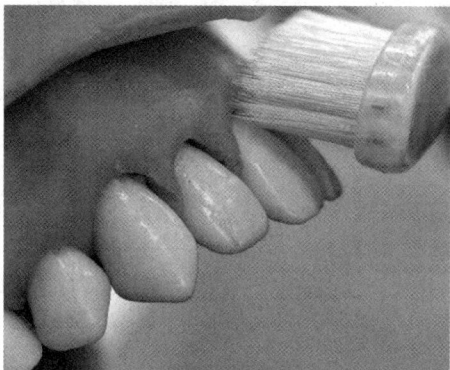

图 7-3　刷毛约与牙长轴呈 45° 角

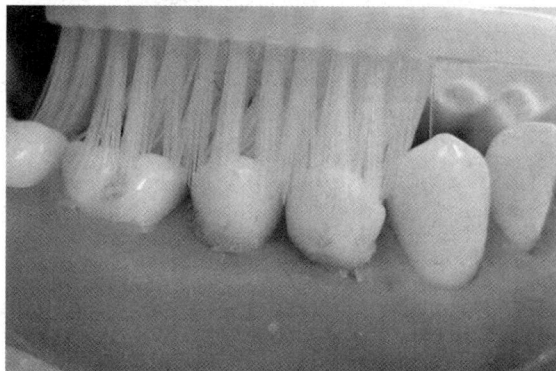

图 7-4　轻轻加压使刷毛部分进入窝沟

（二）儿童的刷牙法

推荐儿童使用圆弧刷牙法，又称 Fones 刷牙法，最易为年幼儿童学习理解和掌握。建议配合单丝直径较细的软毛牙刷进行刷牙。具体方法是：在闭颌下牙刷进入颊间隙，刷毛轻度接触上颌最后磨牙的牙龈区，用较快、较宽的圆弧动作，很少的压力从上颌牙龈拖拉至下颌牙龈。前牙切端对切端接触，作连续的圆弧形颤动，舌侧面与腭侧面需往返颤动，由上颌牙弓到下颌牙弓连续进行拂刷。

四、刷牙注意事项

1. 刷牙顺序　为保证刷牙时不遗漏牙面，建议按照一定的顺序刷牙，确保做到每一个牙面都被刷到。每次牙刷放置的设定位置一般占 2 ~ 3 颗牙面的距离，每个部位至少刷 8 ~ 10 次，然后移至下一组邻牙位置，两个刷牙位置之间应有一部分重叠。

2. 刷牙时间　根据多个调查结果，普通人群平均每次刷牙的时间是 30 ~ 60 秒。人们在刷牙的初始两分钟内，牙菌斑去除量超过 80%，2 分钟后刷牙效率明显降低。所以，普通人群建议刷牙时每组牙齿颤动次数至少 5 ~ 10 次，每次刷牙时间至少为 3 分钟。

3. 刷牙次数　研究表明，无论采用何种牙膏刷牙，在刷牙后 8 小时，牙面残留的菌斑均已重新恢复到刷牙前的水平。刷牙清除牙菌斑数小时后，菌斑可以在清洁的牙面上重新附着，不断形成，特别是夜间睡眠时，咀嚼和语音活动停止，唾液分泌减少，口腔自洁作用差，细菌更易生长繁殖，故应广泛宣传和强调睡前刷牙的重要性。因此，每天至少要刷牙两次，晚上睡前刷牙更重要。养成"早晚勤刷牙，饭后常漱口"的口腔习惯。

4. 难刷的部位　刷牙时，常常忽视牙列最后一颗牙的远中面和缺牙间隙的牙邻面、上颌牙的腭面和下颌牙的舌面和拥挤错位的牙邻面等。这些部位在刷牙时需要增加刷牙的次数，或需要用牙线或牙间隙刷进行辅助清洁牙菌斑。理想的口腔清洁还应该包括舌面的清理，舌面黏膜内藏匿了许多的食物残渣与微生物，积极清理舌面，有助于整个口腔清洁。可用牙刷或刮舌板刷洗清洁舌面。

考点与重点　*刷牙方法*

第二节　其他自我口腔保健的方法

一、漱　口

对日常口腔保健来说，饭后漱口时用自来水或凉白开即可，还可以用淡茶水、苏打水和盐水反复漱口，在夜间刷牙后也可以使用金银花、野菊花、薄荷、麦冬等煎水漱口也可以有一定清热解毒的效果。但如果是牙周病患者或有牙齿敏感症状时，应该选择温水漱口，或在医生指导下使用具有抗菌作用或抗过敏的漱口水。虽然漱口是日常生活中应用最广泛的口腔保健方法，但漱口并不能清除牙菌斑。

1. 漱口的方法　漱口可以清除口内食物残渣和部分松动的软垢，使用含特殊药物成分的漱口水含漱时可减少口内致病性微生物，具有辅助龋病和牙周病预防的目的。

漱口方法：漱口时将 5 ～ 10mL 漱口液含入口中，紧闭双唇，上下牙分离，轻轻加压，使液体在口腔前庭和固有口腔之间流动，然后鼓动两颊及唇部肌肉，使液体能在口腔内充分地接触牙面、牙龈及颊、舌黏膜表面，舌、唇、颊配合运动，使漱口水能自由地接触牙面与牙间隙区。利用液体前后左右不断冲洗口腔软硬组织，反复几次冲洗滞留在口腔各处的碎屑和食物残渣，最后将漱口水吐出。

2. 漱口液种类　① 0.05% ～ 0.2% 的氟化钠含漱液具有防龋作用。② 0.12% ～ 0.2% 氯己定含漱液为广谱抗菌剂，5 ～ 10mL，含漱 1 分钟，能有效防止菌斑形成，有效防止感染，促进创口愈合，但有苦味，建议饭后和睡前使用，长期使用可口内黏膜着色。③酚类化合物，又称香精油，主要为麝香草酚、薄荷醇和甲基水杨酸盐混合而成的抗菌制剂，常用作含漱液。能清除菌斑中的内毒素，明显降低菌斑毒性。每天 2 次使用含香精油的含漱液与不使用者相比，6 个月后可减少 28% 的菌斑，减少 16% 的龈炎的发生。④西帕依固龈液，功能主治健齿固龈，清血止痛，可用于防治牙周疾病引起的牙齿酸软，咀嚼无力，松动移位，牙龈出血以及口舌生疮，咽喉肿痛，口臭等。西帕依固龈液的主要成分为没食子，现代药理学研究表明，没食子酸有着抗炎、抗菌、抗氧化、抗自由基的作用，而没食子鞣质则是一种水解后生成没食子酸的可水解鞣质，被水解后则同样有着消炎抗菌的作用。使用方法：可在晨起、睡前及餐后冲洗或含漱，每次 2 ～ 3 分钟，每日 3 ～ 5 次，含漱完毕后吐出。⑤含有 0.5% 普鲁卡因的漱口液具有止痛效果，常用于口腔溃疡疼痛明显的患者。

3. 注意事项　饭后可用清水漱口，可清除食物残渣，清新口气；口内手术前后可用药物漱口液，但药物漱口液不可长期使用，口腔疾病痊愈后则停止使用，以免引起口腔内菌群失调和引起抗药性。

链接

中医药漱口液的应用

含金银花成分的漱口液具有清热解毒，消散痈肿的功效，可用于牙龈出血、流脓等急性炎症期，有抑菌、抗炎、解毒等作用。含薄荷成分的漱口液具有发散风热，透疹解毒的功效，可用于起病初期，有抗炎、镇痛、止痒作用。含两面针成分的漱口液具有活血散瘀，行气止痛的功效，可用于反复牙龈出血、色泽瘀深、疼痛明显，有镇痛、抗炎、抗菌及局部麻醉的作用。

中药用法：根据牙龈不同情况选择以下一种养生中药，用 15g 药材，100mL 水，煮沸 5 分钟，放凉即可使用。清洁口腔后，含入约 10mL 中药液，低头浸泡前牙牙龈，头向左、右侧偏浸泡左、右侧牙牙龈，头后仰浸泡后牙牙龈，每次浸泡出血部位 3 分钟后将含漱液吐出，每天 3 次。

二、牙间隙清洁

（一）牙签

1. 牙签的作用　牙签在日常生活中是比较常用的口腔保健用品，但并非所有人都适合使用牙签。牙签能够剔除嵌塞在牙齿邻间隙的食物残渣及牙菌斑，同时也有按摩牙龈的作用，尤其适用于牙间隙较大或牙龈乳头退缩的情况。

2. 使用方法　由于大部分人牙签的使用方法并不正确，导致牙缝越来越大。将牙签的尖端朝向牙齿𬌗面方向，抵紧牙齿颊面，以 45° 角滑行至牙间隙内，贴紧牙缝内侧牙面，向外向𬌗方剔除食物残渣。

3. 注意事项　使用牙签时用力不可过大，不可损伤牙龈或强行刺入牙间隙，牙龈乳头无退缩者，不可使用牙签。

（二）牙线

使用牙线是一级预防中的特殊性防护措施。牙线结实而光滑，一般由丝线、尼龙线、涤纶线、麻线或棉线制成。牙线可到达刷牙难以到达的狭窄缝隙，有效去除牙缝间的食物残渣、牙菌斑及软牙垢，彻底清洁牙齿，正确使用可刮净邻面菌斑而不损伤牙龈，安全可靠。

1. 牙线的种类　最常用的牙线为卷轴式牙线，每次使用时取出即可，干净卫生，体积小，便于携带，但需要对使用者进行一定的培训，否则不宜清洁口腔靠后的牙齿。有含蜡或不含蜡牙线，也有含香料或含氟牙线，含蜡的牙线比较润滑，易通过牙缝；薄荷味牙线让使用者感觉口气清新；含氟牙线可增强牙齿邻面抗龋能力。扁平牙线可增加牙线与牙齿的接触面积，提高清洁能力，弹性牙线质地像海绵，比较柔软；圆形牙线比较细。还有一种膨胀牙线，专用于清洁义齿桥体下的区域，包括桥基牙的邻面。使用牙线之前，应首先去除牙石，有深牙周袋的需要平整根面有邻面充填体需要磨光悬突使之与牙齿的解剖外形一致，以免钩住牙线使牙线磨损而易拉断（图 7-5）。

2. 牙线的使用方法

（1）取一段长 30 ～ 40cm 长的牙线，通常是手指捏住牙线的一端，另一端到肘弯部。将牙线的两端合拢打 3 个结形成一个圆圈；或将这段牙线的两端各绕在左右手的中指上。然后用双手的示指和拇指将线圈绷紧，两指间距离 1.0 ～ 1.5cm。

（2）对着镜子练习使用牙线，可以清楚地看到每个牙缝的方向。

（3）先在上颌前牙使用牙线，正常情况下，相邻两颗牙紧密接触，牙线要前后做拉锯样动作便可通过邻面接触点，进入牙间隙到达龈缘下，不要过分向下加压，以免损伤牙龈。

（4）将牙线紧贴一侧牙面的颈部，并呈 C 形包绕牙面，使牙线和牙面接触面积最大。

（5）牙线紧贴牙面并进入龈缘以下，由龈沟向切𬌗方向移动，以刮除牙面上的菌斑，每个邻面重复 3 ～ 4 次。随即将牙线包绕该牙间隙中的另一侧牙面，重复上述动作。

（6）将牙线从该牙间隙中取出，放入相邻的牙间隙中，重复步骤（4）和（5）。

（7）清洁右侧上颌后牙时，用右手拇指及左手示指绷紧牙线，然后将牙线轻轻从面通过两牙之间的接触点，拇指在颊侧协助将面颊牵开。如接触点较紧不易通过时，可做颊舌向拉锯式动作，即可通过。

（8）清洁左侧上颌后牙时转为左手拇指及右手示指执线，方法同上。

（9）清洁所有下颌牙时，可由两手示指执线，将牙线轻轻通过接触点。

如此按照一定的顺序，依次逐个将全口牙的邻面菌斑彻底清除，不要遗漏，包括最后一颗磨牙的远中面。每清洁一个区域的菌斑后，以清水漱口并漱净被刮下的菌斑。牙线对清除牙邻面的菌斑很有效，尤其对牙间乳头无明显退缩的牙间隙最为适用。

3. 牙线架与牙线棒 牙线架是一种辅助使用牙线的工具，常用于家长在帮助孩子或对残障人士进行牙齿邻面清洁时使用。牙线架的形状有 U 形、Y 形，在清洁牙齿的效能上并无区别。每次使用后须更换新牙线。安装时需要拉紧牙线，通过水平拉锯式缓慢通过邻接触点（图 7-6），进入邻间隙后牙线紧贴牙颈部牙面上下刮动 5 ～ 6 次，才能有效地清洁牙齿邻面。牙线棒又称牙线签，体积较小，便于携带，有手柄便于握持，适合于不会使用卷轴式牙线的患者，但常为一次性使用，成本较高。

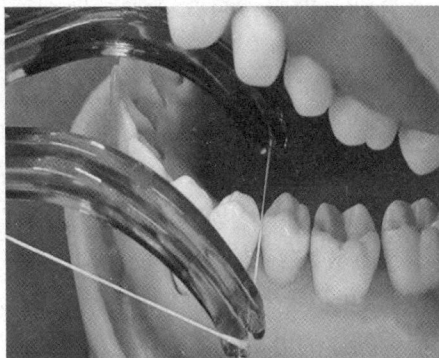

图 7-5 牙线的种类

图 7-6 牙线通过邻接触点

4. 牙线的作用 牙线是清洁牙齿邻面最有效的工具，可去除 80% 的邻面菌斑从而显著降低龋病和牙周病的患病率。可有效去除牙间隙的食物残渣、软垢和牙菌斑，彻底清洁牙齿，正确使用不会损伤牙龈，尤其适用于牙龈无退缩的牙间隙。

5. 注意事项 当牙线沾满血渍或软垢时，可用清水冲洗后继续使用或者更换新的牙线；不可使用暴力将牙线压入牙龈缘下，以免导致牙龈退缩；清除邻面菌斑时应尽量让牙线与牙面接触面积更大，做上下刮动，每个牙间隙邻面牙体 4 ～ 6 次，直到牙面发出"吱吱"声，表明牙齿已彻底清洁干净。

考点与重点 牙线使用方法

（三）牙间隙刷

1. 牙间隙刷的作用 用于清除邻面菌斑，尤其是暴露的根分叉、牙龈乳头已经丧失的邻间区及排列不齐的牙齿邻面；还可清洁固定修复体、种植牙、固定矫治器等牙刷难以到达之处的牙菌斑、软垢及食物残渣等。

2. 使用方法 根据邻间隙的大小选择合适的牙间隙刷，牙间隙刷过小不能有效清除菌斑，牙间隙刷过大或刷毛过硬则损伤牙面；从牙冠颊面进入间隙，做颊舌向来回刷动，每个牙面往复刷动不超过 4 次，避免损伤牙龈（图 7-7）。

3. 注意事项 牙间隙刷不是一次性用品，每次使用完后可用清水冲洗干净，干燥后保存于通风处，但一般 1 周应更换一次，以免菌斑堆积影响清洁效果。

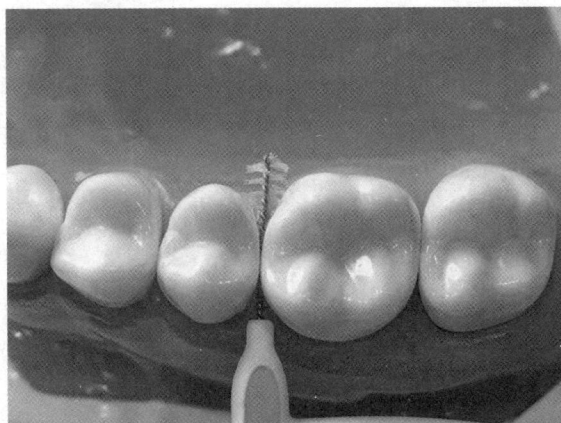

图 7-7 牙间隙刷的使用

（四）电动冲牙器

电动冲牙器是将水通过特殊装置稳定地或搏动式地冲向牙齿特定区域，以达到清洁食物残渣、软垢及牙菌斑的目的。适合于刷牙、牙线等不易进入的牙面、牙缝、种植体周围及正畸患者的口腔卫生的维持。还可以有效清洁舌黏膜、牙龈黏膜等口腔黏膜中的微生物，能够按摩牙龈，促进唾液分泌，增强口腔自洁作用。尤其对于牙线使用困难的患者，在经济条件允许的情况下，使用电动冲牙器有助于更好地进行菌斑控制。

三、无糖口香糖

咀嚼无糖口香糖有助改善口腔健康已得到各监管部门、政府机构、世界牙科联合会和全球近 20 个国家牙科协会的广泛认可与支持。越来越多的实证表明，在未来，可以将无糖口香糖纳入国民口腔健康护理建议以及其他已证实的口腔卫生行为之中。

无糖口香糖影响早期龋损的进展，使用无糖口香糖，口腔 pH 不会降低至 5.7 以下。由于咀嚼无糖口香糖能刺激唾液腺分泌唾液，可以减少菌斑细菌产酸，起到缓冲作用，同时，可以减少食物残渣和菌斑形成，并促进早期龋的再矿化。木糖醇、山梨醇、麦芽糖醇口香糖能降低菌斑的聚集和不增加龋的发生。这类糖醇本身不被细菌代谢或很少代谢，在一定条件下有阻止糖酵解产酸的作用。咀嚼无糖口香糖可对菌斑 pH 产生影响，它可提高唾液中钙、磷、氟离子等的浓度，有利于牙的再矿化，提高早期已被部分溶解的牙釉质晶体的再矿化能力。

研究表明经常咀嚼无糖香糖可显著降低因龋齿所致的牙科费用开支。如果每一位无糖口香糖消费者每天多咀嚼一粒无糖口香糖，并将其作为一种日常的口腔护理习惯，全球每年用于治疗龋齿的费用会减少 41 亿美元。

❓ 思 考 题

1. 操作并解说改良巴斯刷牙法。
2. 操作并解说牙线的使用。
3. 自我口腔保健方法有哪些？

本章数字资源

第八章 其他口腔疾病的预防

📋 **案例**

海南省一居民自觉口腔黏膜粗糙，来医院口腔科就诊，医生检查其颊侧黏膜，发现有白色片状斑块，询问后发现其常年有咀嚼槟榔的习惯。医生当即对患者进行口腔健康知识宣教，告知其咀嚼槟榔是口腔癌的危险因素之一，白斑属于癌前病变，须高度重视自我预防。

问题： 1. 口腔癌的危险因素还有哪些？
2. 在日常自我口腔保健中，应如何进行口腔癌的预防？

第一节 口腔癌的预防

口腔癌是常见的恶性肿瘤之一。在《国际疾病分类第十一次修订本（ICD-11）中文版》中口腔癌与咽癌归为一类，称为口咽癌。狭义的口腔癌是指发生于舌、口底、腭、牙龈、颊和牙槽黏膜的一种癌症，以鳞状细胞癌最为多见，约占80%。唇癌、唾液腺恶性肿瘤也可以包括在口腔癌之中。

一、危 险 因 素

口腔癌在全世界都有发现，但不同地区、不同肿瘤的发病率有很大差异。总体来看，发展中国家的发病率高于发达国家，地域上发病率从高到低排序为亚洲、大洋洲、欧洲、北美洲、南美洲、非洲。口腔研究认为口腔癌的发生与多种因素有关。

1. 吸烟 烟草的烟雾中含有4000多种化合物，焦油、尼古丁、一氧化碳是主要的致癌物质。吸烟与口腔癌之间存在直接的因果关系，因此烟草被列入2017年世界卫生组织癌症研究机构公布的一类致癌物清单中。口腔癌的患病风险与吸烟量和吸烟时长呈正相关。吸烟还会增加口腔癌复发的危险性。各个地区和民族的吸烟方式，如纸烟、烟斗（烟斗会诱发唇癌）、雪茄（1支雪茄中焦油和尼古丁的含量是纸烟的10～20倍）、嚼烟、鼻烟及无烟型烟草等，也与口腔癌的风险密切相关。

2. 咀嚼槟榔 全球约10%的人口有咀嚼槟榔的习惯，主要集中在亚洲多个地区，不同地区的槟榔制作工艺和食用方式各有差异。我国海南和台湾地区主要食用新鲜槟榔。在东南亚，人们通常将槟榔果与老花藤、煅石灰等混合咀嚼。槟榔碱的化学刺激以及槟榔粗纤维的机械刺激会对口腔黏膜造成严重损害。咀嚼槟榔与口腔黏膜纤维性变有直接关联，且口腔癌的发生率与槟榔在口腔内的时间成正比。嚼槟榔者患颊癌的风险比不嚼槟榔者高出7倍。

3. 饮酒 过量饮酒是诱发口腔癌的重要危险因素，且呈剂量相关性。乙醇的脱水作用使口腔黏膜对含乙醇饮料中的致癌物质（亚硝胺、碳氢化合物）更敏感。酒与舌、口底黏膜直接接触，灼伤黏膜并导致致癌物质的吸收增加。无论是饮酒与吸烟、饮酒与口腔卫生不良，还是饮酒与咀嚼槟榔的组合，都会导致口腔癌的患病风险上升。

4. 病毒　疱疹病毒和人乳头瘤病毒（HPV）是两类既能够感染口腔组织又具有潜在致癌性的病原体。人乳头瘤病毒作为一种常见的性传播病毒，能够侵袭人体皮肤和黏膜组织。HPV16 亚型与口腔癌前病变的恶性转化过程存在显著关联，尤其与口咽、舌根、扁桃体等口腔后部区域的恶性肿瘤密切相关。我国口腔癌患者中 HPV 感染率达到 52%，其中 HPV16 型感染占比高达 42%。HPV16 感染还与年轻群体口腔癌发病率上升密切相关。另外，单纯疱疹病毒 I 型和 EB 病毒（EBV）与口腔癌的发生发展存在密切联系。

5. 光辐射　波长范围 320 ～ 400nm 的光辐射是导致皮肤恶性肿瘤的重要因素，其中持续性的强光暴露已被确认为唇癌的重要诱因。唇癌多见于下唇区域，多发于长期从事户外工作的男性群体，且农村发病率高于城市。

6. 局部刺激　口腔健康问题与恶性肿瘤的发生存在显著关联。口腔卫生状况欠佳、尖锐牙尖、残根边缘及不合格修复体等因素造成的持续性机械刺激和慢性感染，是诱发口腔癌的重要风险因素。

7. 其他　口腔癌的发生是多重因素共同作用的结果，其危险因素还包括营养失衡、环境污染、遗传易感性、年龄增长、种族差异以及药物使用等。

考点与重点　口腔癌的危险因素

二、预　　防

（一）口腔癌的分级预防

口腔癌的预防包括预防口腔癌的发生、预防口腔癌对邻近组织的侵袭、预防口腔癌的转移和预防因口腔癌丧失生命。

口腔癌的一级预防着重于病因控制，主要通过消除或降低致癌因素来实现。包括减少接触已知危险因素，同时注重心理健康。二级预防侧重于疾病的早期干预，即早发现、早诊断、早治疗，以阻断疾病进展。需要加强对高危人群的定期筛查，及时干预和逆转潜在的恶性病变。加强口腔健康宣传，提高公众对这些警示信号的认知度，促使患者及时就医，对实现早期诊断具有重要意义。三级预防主要是治疗后的康复，患者要采取合适的措施，尽可能恢复咀嚼功能，改善外观的美观程度，促进整体健康。

考点与重点　口腔癌的三级预防

链接

口腔癌的癌前病变

癌前病变是指形态上发现改变的组织与周围的正常组织相比较，更容易发生癌变。如口腔白斑和红斑。口腔白斑是国际公认的口腔黏膜癌前病变，也是关于癌前病变和癌发生机制的研究最为集中的一种疾病。红斑多见于 40 ～ 50 年龄组，可累及口腔内任何部位的黏膜，但以舌缘及龈颊沟多见，其中舌缘是舌癌的高发区。

（二）口腔癌的预防措施

1. 加强公众口腔健康认知　这是疾病防控的重要基础。目前，公众对口腔恶性肿瘤的了解仍存在欠缺。医务人员可通过多样化的传播方式，面向各类人群实施针对性的健康宣教项目，从而提高群众的疾病预防意识和自我管理能力。在临床实践中，口腔诊疗人员要将系统的癌前检查作为标准诊疗流程。

2. 推广个人口腔自检方法　在定期接受专业口腔检查的同时，有必要指导公众掌握自我检查技能，以实现疾病的早期发现和及时治疗。进行自我检查时，建议在光线充足的环境下，使用镜子辅助观察。

具体操作步骤如下：

（1）对头颈部进行对称性观察，注意皮肤颜色的变化。

（2）检查面部，用示指触摸面部，如发现颜色变化、触痛、肿块或疣痣增大，应于 2 周内就医。

（3）检查两侧颈部，从耳后触摸至锁骨，注意触摸疼痛与肿块。

（4）上、下唇检查：观察唇红部与唇内侧黏膜是否有创伤，用示指与拇指从内往外、从左往右触摸是否有肿块。

（5）牙龈与颊部：拉开颊部，观察牙龈，用示指与拇指挟住颊部，进行触摸。

（6）舌与口底：观察舌的颜色与质地，特别是舌的边缘部位。用示指与拇指触摸舌体，注意是否有异常肿块。抬高舌体和舌尖观察上腭部颜色与形态的变化，用示指触摸口底。

（7）上腭部：用压舌板或牙刷柄压住舌体，大张口，观察软腭与硬腭的颜色和形态。

第二节　牙本质敏感的预防

牙本质敏感是指暴露的牙本质对外界刺激产生短而尖锐的疼痛，并且不能归因于其他特定原因引起的牙体缺损或病变，典型的刺激包括温度刺激、机械性刺激或化学刺激。

一、危险因素

1. 磨损　指由于非正常的机械作用导致的牙体组织损失。例如夜磨牙症是加剧牙齿磨损的关键因素。牙膏中摩擦剂的数量、颗粒的粗细、牙刷毛的硬度、刷牙的频率、方法及力度等，均对牙齿的磨损程度产生一定影响。只要选用合格的牙刷和牙膏，采用正确的刷牙方法，便不会引起牙齿磨损。

2. 酸蚀　是指化学因素（酸）造成的牙体硬组织脱矿、丧失。常见的有外源性酸和内源性酸两种。外源性酸主要是酸性食物和饮料；内源性酸来源于胃、食管反流。酸导致牙本质表面覆盖物溶解，牙本质小管口暴露于口腔中，引发敏感。

3. 牙龈退缩　牙龈退缩是引发牙本质敏感的主要风险因素之一（图 8-1）。当牙龈退缩后，较薄的牙骨质层暴露且易于磨损，会导致牙本质更快更广泛的暴露，从而增加敏感发生的可能性。导致牙龈退缩的原因很多，包括使用劣质牙刷、刷牙力度过大、牙龈自身受损、牙周疾病及其不当治疗等。牙本质敏感不仅影响患者的口腔卫生习惯，还可能加剧牙龈退缩，形成一种难以打破的恶性循环。

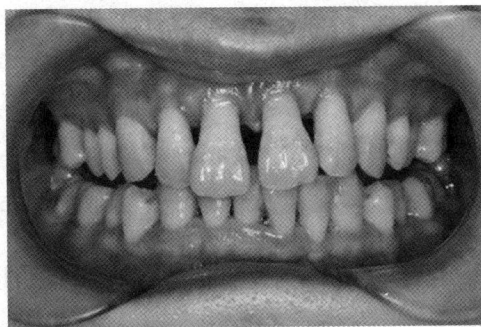

图 8-1　前牙区牙槽骨吸收牙龈退缩

二、预　防

预防牙本质敏感首先必须改变或去除危险因素。①建立餐后立即漱口的习惯；②减少酸性食物和饮料的摄入；③进食酸性食物和饮料后，立即漱口，1 小时后刷牙；④选择合格的牙刷并采用正确的刷牙方法；⑤有牙周疾病、夜磨牙症和牙齿过度磨耗等相关疾病的患者应及时诊治；⑥有内源性酸来源的患者，建议治疗全身疾病。

牙本质敏感治疗的方法主要是脱敏治疗，封闭牙本质小管，常用方法有抗敏感牙膏脱敏法、光固化粘接剂封闭牙本质小管脱敏法、氟化钠脱敏法、碘化银脱敏法和微波脱敏法等。

第三节　牙外伤的预防

牙外伤是指牙齿受急剧创伤，特别是打击或撞击所引起的牙体硬组织、牙髓或牙周组织发生急性损伤的一种疾病。可独发于一种组织，也可同时涉及多种组织。

一、危险因素

牙外伤的性质、涉及牙齿的位置、数量及严重程度与受伤时的年龄及相关的风险因素密切相关。乳牙阶段，最常见的牙外伤类型是半脱位。上颌前突的儿童，更容易发生上颌乳切牙外伤。恒牙阶段，最常见的牙外伤类型是牙釉质折断（图8-2），其次是未暴露牙髓的冠折，即牙釉质和牙本质同时折断。上颌中切牙都是最常受累的牙齿，其次是上颌侧切牙或下颌中切牙。大多数只是单颗牙齿受累，且左右两侧牙齿发生外伤的概率大致相同。恒牙期，男性比女性更容易遭受牙外伤。

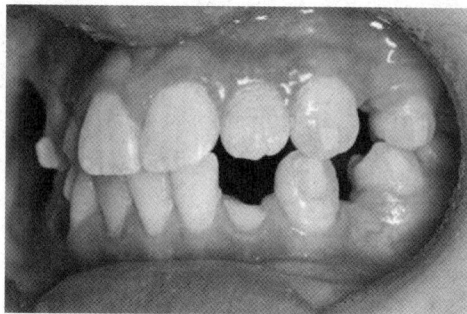

图 8-2　下前牙冠折

导致牙外伤的因素很多，机械外力直接或间接作用于牙齿都可造成牙体硬组织或牙周组织的损伤。摔倒、交通事故、体育运动及暴力等是发生牙外伤的主要原因。

1. 摔倒和碰撞　摔倒、碰撞以及物体撞击到牙是发生牙外伤最常见的原因。对于学龄前及学龄儿童，牙外伤最常发生于家中或附近的玩耍地区。

2. 交通意外伤害　包括行走时被交通工具撞伤或骑自行车、驾驶汽车时发生意外，往往出现颌面部的复合伤。15岁以下儿童骑自行车时发生的面部外伤往往伴随牙外伤。虽然佩戴头盔可以减少面部和颅脑受伤的概率，但头盔无法有效保护面部下1/3，导致牙齿受伤的风险依然较高。

3. 运动损伤　体育运动也是发生牙外伤的主要原因之一。运动导致的牙外伤往往与以下因素有关：所从事的运动种类、活动场地的条件、参与者的年龄与性别差异、活动的规模大小、是否使用了保护装备，是否有专业教练或牙科医生的指导等。

4. 其他　除了以上因素外，暴力也是导致牙外伤的危险因素。某些不良生活习惯，如用牙齿咬螺丝钉、撬瓶盖等行为均会导致牙齿受损。另外，医源性牙外伤也不容忽视。

二、预　　防

1. 增强保健意识　为了有效预防牙外伤，首要任务是提升公众，尤其是学校师生及其家长对牙外伤的认识，并加强他们的防护意识。学校应加强安全教育，教导学生避免参与暴力活动，遵守交通规则，以减少牙外伤的发生。宣传牙外伤的危害和预防方法，提升学生的防伤意识和自我保护能力。教师、家长和校医，特别是学生本人，应掌握牙外伤应急处理方法，以便在发生牙外伤时能够进行有效的处理。

2. 环境保护　为了降低儿童牙外伤的风险，应为学龄前儿童设置安全的游戏区域。在学校、道路、运动场和游乐场等牙外伤高发区域，应尽可能铺设草坪或采用其他地面软化措施，提升体育和游乐设施的安全性，以减少或预防儿童牙齿及身体其他部位的伤害。政府部门应改善校车设施和质量，加强道路管理，提高公众遵守交通法规的意识，减少事故的发生。

3. 佩戴护牙托　青少年在激烈、对抗性较强的体育运动和游戏中，特别是身体接触类运动项目，运动牙外伤的风险较高。应提倡青少年在参加体育运动时佩戴护牙托，以减少牙外伤的发生。护牙托是一种弹性片状减震装置，多由乙烯-醋酸乙烯酯共聚物制作而成。常见护牙托有：预成护牙托、口内成型护牙托和个性化制作护牙托，其中个性化制作护牙托的固位及防护效果佳，是目前应用最广泛的一种类型。护牙托有以下优势：①保护牙齿和口内其他软组织；②防止颌骨骨折，保护颞下颌关节；③预防外力对颅脑的伤害，降低脑震荡发生的可能；④增强运动员的安全感。

4. 矫治错𬌗畸形　上颌前突和前牙深覆盖的儿童更易发生牙外伤，应及早干预和矫治，避免牙外伤发生。

第四节　牙酸蚀症的预防

牙酸蚀症是指在无细菌参与的情况下，由于接触牙面的酸或其螯合物的化学侵蚀作用而引起的一种慢性的、病理性的牙体硬组织丧失。

一、危　险　因　素

牙酸蚀症是一种多因素的疾病，其最基本的原因来自体内、体外的酸作用于易感的牙齿引起的。

1. 化学因素　主要指接触牙的酸性物质，包括内源性酸和外源性酸。

（1）内源性酸：体内的酸反流至口腔，最常见的是由于胃内容物反流至口腔。胃酸长期、定期接触牙齿硬组织，导致酸蚀症的发生。体内代谢紊乱、内分泌失调以及妊娠期呕吐等因素也会产生内源性酸，增加酸蚀症的风险。

（2）外源性酸：①饮食因素。导致牙酸蚀症的重要诱因之一。包括各类酸性水果（柑橘类水果、山楂和李子等）、果汁（柠檬汁、橙汁等）、碳酸饮料和乳酸菌饮料。这些食物和饮料的摄入温度、持续时间、摄入量、频率以及食用方式等因素，都会显著影响其对牙齿的侵蚀程度。②药物因素。长期服用某些酸性药物，如维生素 C、氨基酸、阿司匹林、补铁制剂和一些治疗哮喘的药物等，同时包括含有过氧化氢或 EDTA 的漱口水或牙膏等。由于其酸性特质，可导致牙齿发生酸蚀。③环境因素。长期暴露于酸性气体或液体工作环境中的人易患牙酸蚀症，主要指硫酸厂的工人、专业游泳运动员、品酒师等，其患病率和严重程度与接触酸的时间、是否采取保护措施有关。近年来随着工业条件的改善，这类牙酸蚀症已很少见。

考点与重点 酸性物质的分类

2. 生物因素

（1）唾液：正常口腔环境中，唾液的流动、冲刷及缓冲能对牙齿起到保护作用。如果唾液流动减少、分泌功能障碍（如舍格伦综合征）等，将会增加酸蚀的可能性。

（2）牙齿的结构和矿化程度：如果出现牙釉质发育或结构异常，如牙釉质发育不全等，其对抗外界损害和酸蚀的能力下降，也容易发生牙酸蚀症。

3. 行为因素

（1）生活方式：主要是指在生活中摄取酸性食物的习惯和饮用碳酸饮料的习惯。

（2）口腔卫生习惯：牙酸蚀症的严重程度与夜间饮用酸性饮料后是否漱口、刷牙明显相关。不正确使用口腔护理产品也可能导致牙酸蚀症的发生。

二、预　　防

牙酸蚀症可引起牙釉质丧失、牙本质过敏、牙髓暴露，甚至牙齿折断、咬合关系紊乱、颞下颌关节损伤等，严重影响人们的口腔健康，因此应重视牙酸蚀症的预防。

1. 加强口腔健康教育　宣传普及牙酸蚀症的基本知识，树立自我保健意识。

2. 调整饮食结构和改变不良口腔卫生习惯　减少酸性食物和饮料的摄入量和频率，建议使用吸管饮用碳酸饮料，以缩短饮料与牙齿的接触时间。尽量避免咀嚼服用酸性药物，若无法避免，服用后应及时漱口。酸性饮食最好安排在正餐前，此时唾液分泌多，缓冲能力强。食用酸性食物后不宜立即刷牙，可通过含氟漱口液或咀嚼口香糖来刺激唾液分泌，增强缓冲效果。刷牙时，建议选择含氟且低摩擦的牙膏，搭配软硬适中的牙刷，采用正确的刷牙方法。

3. 增强牙对酸的抵抗力　对于患有系统性疾病，需要长期服药而导致口干的患者，应尽早与相关的临床医师联系，考虑调整用药或采取其他保护措施；平时最好使用含氟牙膏刷牙和含氟漱口水漱口，增强牙齿对酸的抵抗力。

4. 避免在酸性环境中与酸的接触　优化工作场所条件，强化职业安全措施，有效清除空气中的酸性雾气，或者佩戴防酸口罩，尽可能减少在酸性环境中的暴露时间。

5. 治疗相关全身性疾病　治疗可引起牙酸蚀症的疾病，积极治疗如胃肠功能紊乱等引起的慢性呕吐、持续反酸；治疗受神经、心理影响的胃肠功能紊乱；治疗内分泌紊乱等其他疾病。

第五节　错𬌗畸形的预防

错𬌗畸形是指在儿童生长发育过程中由于先天遗传因素或后天环境因素，导致牙齿、牙弓、颌骨及颅面的畸形。

一、危 险 因 素

（一）遗传因素

遗传是指个体特征由亲代遗传基因所决定。错𬌗畸形具有多基因遗传特性，常表现为家族性遗传倾向。

（二）环境因素

1. 先天因素　妊娠期妇女的健康和营养状态对胎儿颌面部的发育具有重要影响。母体在妊娠期间若出现营养不良、疾病感染、内分泌紊乱、外伤或接受大剂量放射线照射，可能导致胎儿发育不良或畸形。胎儿生长环境异常也可能引发颜面部和颌骨的发育异常。常见的发育问题包括牙齿先天性缺失、多生牙、异位萌出、萌出顺序错乱、牙齿形态和大小异常等。

2. 后天因素　是指出生后可能导致错𬌗畸形的各种环境因素，包括全身因素、局部因素、不良习惯和口腔功能异常等因素。

（1）全身因素：某些急性或慢性疾病、内分泌功能异常、营养不良等对身体健康都有不同的影响。尤其在儿童时期，此类因素不只是对牙、颌、面的发育有影响，导致颜面和牙列的发育畸形，对全身发育也有明显影响。

（2）局部因素：乳牙患龋率高而治疗率低，往往导致乳牙早失，使牙弓长度缩短。乳牙根尖周病变可能波及恒牙牙胚，造成恒牙萌出异常或牙列拥挤等问题。因此，龋病是导致错𬌗畸形的重要原因之一。若乳磨牙早失会降低咀嚼功能，颌骨长期缺乏足够的生理性刺激，导致发育不足，进而引发咬合关系紊乱和颜面发育异常。

（3）口腔不良习惯：口腔不良习惯与牙颌面发育异常之间存在密切关联，其作用频率、持续时间和强度均会影响颌骨畸形的发生。其中力的作用持续时间比力的大小更为关键，尤其是唇颊和舌的静止压力持续时间较长，对牙齿位置的影响最为显著。

1）吮吸习惯：吮吸习惯是对手指、安抚奶嘴、玩具等物品的吮吸行为。其引发的错𬌗畸形类型与吮吸的种类、部位、颊肌张力以及吮吸姿势密切相关，而其严重程度主要取决于吮吸的持续时间，而非局部施加的力量强度。例如，即使儿童每次吮吸的力量较大，若持续时间较短，造成的畸形通常较轻；反之，则可造成严重的畸形。

2）唇习惯：是指咬住上、下唇的唇红或皮肤的行为习惯，多发生于 6～15 岁，且女孩多见。咬下唇习惯容易导致上颌前牙唇倾前突，并伴随牙间隙增大、下颌前牙区拥挤、前牙深覆盖以及下颌后缩等畸形。而咬上唇习惯则易引发上前牙舌倾、拥挤以及下颌前突，形成反𬌗等问题。此外，唇习惯还可能导致唇部出现齿痕，增加唇炎或咬伤的风险。

3）舌习惯：发生于替牙期。儿童在替牙期常用舌尖舔松动的乳牙或初萌的恒牙，久之会形成舌习惯。舌习惯分为吐舌、舔牙及伸舌三种类型，舌习惯性质不同，其造成错𬌗症状亦不相同：①吐舌习惯。吐舌时舌尖常位于上下前牙之间，因此前牙局部出现为两边小中间大的开𬌗现象。②舔牙习惯。舌尖常舔前牙的舌面，可导致前牙唇倾或牙弓前突。③伸舌习惯。习惯舌向前伸，易造成前牙开𬌗及下颌前突。

4）偏侧咀嚼习惯：单侧咀嚼习惯在儿童中较为常见，通常由于一侧后牙存在严重龋坏、乳磨牙滞留、磨牙早失或牙齿错位导致无法建立正常咬合关系，使得该侧无法正常咀嚼，只能依赖健侧进食，长期形成单侧咀嚼习惯。这种习惯可能导致下颌骨及下颌中线向咀嚼侧偏移，引发咬合关系紊乱。咀嚼侧的牙颌结构及自洁功能较好，而废用侧的自洁作用较差。

（4）功能性异常：当口腔功能出现异常时，颌面部的相应结构受到过强或过弱的功能刺激，出现形态异常，产生错𬌗畸形。

1）口呼吸：正常的呼吸功能可保证颌面部的正常发育。当患有鼻窦炎、慢性鼻炎、腺样体肥大或鼻甲肥大等疾病，出现鼻呼吸障碍而用口呼吸代偿，久之可导致上颌前突、腭盖高拱等错𬌗畸形。

2）异常吞咽：在正常吞咽过程中，上下唇自然闭合，颌位保持稳定，舌肌与唇颊肌的力量协调一致，牙齿及牙弓处于内外动力的平衡状态。当舌位置异常或吞咽方式偏离正常时，会导致牙弓内外动力失衡，进而引发上下颌前牙唇倾、前突以及前牙开颌等错𬌗畸形问题。

二、预　　防

1. 妊娠期的预防　孕妇应合理选择和搭配食物，注重均衡饮食，确保营养充足。同时，孕妇患有风疹、内分泌失调或其他疾病，应及时就医治疗。此外，妊娠期间应避免接触大量放射线以及发生外伤等情况。

2. 婴儿期的预防　婴儿期的预防重点在于建立良好、规律且正确的喂养方式，同时培养健康的口腔清洁习惯。这不仅有助于预防龋齿的发生，还能避免因不良喂养习惯引发的颌面部发育异常。具体需注意以下几点：①提倡母乳喂养；②若采用人工喂养，需注意喂养姿势和选择适合的奶瓶和奶嘴；③关注婴儿的睡眠姿势，避免长期偏向一侧，以防单侧颌面受压导致颜面不对称。

3. 乳牙列期的牙列发育与咬合管理

（1）早期破除不良口腔习惯：加强宣传教育，使家长了解不利的生长型和正在发展的错𬌗畸形。帮助儿童纠正不良口腔习惯，或尽寻求专业人员解决。医师应尽早识别异常口腔习惯，评估其对颅颌面及牙列潜在的影响。在医生、家长和孩子的理解和合作下，破除乳牙列期口腔不良习惯后，大多数情况咬合可恢复正常。

（2）乳牙反𬌗的干预：反𬌗治疗应改善上颌的牙齿排列以及良好的咬合及功能。反𬌗的干预应从少牙齿磨损、改变骨骼生长、改善牙 - 牙槽关系和改善面部美观四个方面综合考虑。

（3）预防和及早治疗口颌系统疾病：加强科普宣传教育，提高家长对口颌疾病及全身疾病对儿童颌面部生长发育危害的认知。对于慢性鼻炎等呼吸系统疾病，应尽早治疗，维持呼吸道通畅，避免口呼吸习惯，促进颌面部正常发育。同时，影响生长发育的急慢性疾病也需及时就医，以免影响牙齿及颌骨的正常发育。

4. 替牙列期的牙列发育异常与咬合管理

（1）埋伏牙及多生牙：在替牙列期，需定期观察恒牙的萌出情况。通常一侧牙齿萌出后，对侧同名牙齿应在半年内萌出。若萌出时间差异较大，需检查是否存在埋伏牙。多生牙多见于上前牙区，需评估其是否干扰正常牙齿的发育和萌出。若影响应尽早拔除。

（2）乳牙早失：乳牙早失可能引发一系列问题，例如不对称缺失导致中线偏移、磨牙近中移位引起咬合关系改变，以及单侧多数乳磨牙早失可能诱发偏侧咀嚼，进而导致颜面不对称畸形。针对以上问题，常见的干预措施包括平衡拔牙、代偿性拔牙以及间隙保持。

（3）乳牙滞留：乳牙滞留的诊断标准是乳牙在应替换时期仍未脱落，继承恒牙又有萌出。通常情况下，滞留乳牙应予以拔除，以防继承恒牙萌出异常，进而引发错殆畸形。若滞留乳牙的继承恒牙阻生，则需根据牙齿发育情况综合判断，选择观察、导萌或拔除等处理方式。若继承恒牙先天缺失，滞留乳牙可在牙列中长期存留并发挥咀嚼功能，一般建议尽量保留。

（4）恒牙萌出异常：恒牙萌出异常包括早萌、迟萌、阻生和异位萌出。正常的恒牙萌出位置和顺序有助于利用替牙间隙调整上下颌磨牙至中性殆关系，从而建立良好的咬合。早萌恒牙因牙根较短，易受外伤或感染而脱落，因此需通过阻萌器暂时阻止其继续萌出，待牙根发育至适当长度后再让其萌出。恒牙迟萌通常由恒牙胚位置异常、萌出力不足或间隙不够引起，需分析其具体原因，尽早拔除滞留乳牙、残根或多生牙。若恒牙牙根已形成 2/3 以上但萌出力不足，可通过外科手术开窗、导萌或牵引助萌。

（5）上唇系带附着异常：异常的上唇系带位于上中切牙之间，与腭乳头相连，阻碍上中切牙的正常靠拢，从而形成中切牙间隙。治疗时，可先使用矫治器关闭中切牙间隙，待间隙闭合后，再通过外科系带矫正术切除多余的纤维组织，以维持治疗效果。若在间隙关闭前进行切除手术，可能会因瘢痕形成而影响间隙的闭合效果。

考点与重点 错殆畸形的预防

第六节　口臭的预防

口臭又称口腔异味，是指呼吸时从口腔中发出的不良气味影响人们进行社会交往甚至造成心理障碍，因此近年来因口臭求诊的患者增多。调查显示，90% 以上的医生都接诊过以消除口臭为主要诉求的患者。

一、口臭的分类

口臭可分为真性口臭、假性口臭以及口臭恐惧症。真性口臭分为生理性口臭、病理性口臭以及其他因素引起的口臭。

（一）生理性口臭

生理性口臭通常是由于基础代谢率降低、唾液分泌减少以及口腔自洁功能受限等因素，导致食物残渣和脱落的上皮细胞在口腔内堆积并发生腐败，从而产生不良气味。这种现象尤其在睡眠后较为明显，但异味持续时间较短，通过简单的口腔清洁即可迅速消除。

（二）病理性口臭

病理性口臭是因疾病、病理状态所致的口臭，可分为口源性口臭和非口源性口臭。

1. 口源性口臭　即口臭的来源是口腔，占口臭的 80% ～ 90%。口腔内的微生物通过代谢食物残渣、脱落的上皮细胞、血液、龈沟液及牙菌斑等有机物质，生成含硫的多肽类和氨基酸。这些物质在厌氧菌的作用下分解，产生可挥发性硫化物（volatile sulfur compound，VSC），从而导致口臭。龋病、牙周疾病和口腔卫生不良是口臭的主要原因；口腔恶性肿瘤会引发明显且逐渐加重的口臭；而口腔干燥综合征则因唾液分泌减少及流速降低，削弱了清除细菌和腐败物的能力，从而加剧口臭问题。

2. 非口源性口臭　包括呼吸道来源的口臭、血液携带来源的口臭以及某些食物引起的口臭等。

（1）呼吸道来源的口臭：上呼吸道来源的口臭见于慢性上颌窦炎、鼻咽脓肿、鼻阻塞、喉癌的患者；下呼吸道来源的口臭可由支气管炎、支气管扩张、肺炎、肺脓肿、肺癌等疾病引起。

（2）血液携带来源的口臭：全身各个部位产生的恶臭挥发性物质进入血液中，经血液携带进入肺部并随气体交换而呼出，即为血液携带来源的口臭。此类口臭主要发生在系统性疾病（如肝硬化、晚期肾病、糖尿病等）、代谢紊乱和某些药物作用等情况下。

（3）食物引起的口臭：某些食物如大蒜、韭菜和一些辛辣的调味品，代谢后也可经血液循环带往肺部发出臭味。

另外不良的生活习惯如吸烟、酗酒等也可引起口臭；女性月经期也可出现口臭。

二、口臭的检测方法

（一）感官测定法

感官测定法是一种敏感的检测方法，是通过检查者用鼻子的嗅觉对口臭进行主观判断并嗅觉评分。

1. 嗅觉判断标准（表 8-1）

表 8-1　嗅觉判断的标准

分类	嗅觉判断标准
0. 无气味	未察觉气味
1. 可疑气味	可嗅及气味，但不能确定是否为口臭
2. 轻度口臭	达到臭味阈值的气味
3. 中度口臭	可明显察觉的臭味
4. 重度口臭	重度的臭味，但检查者可以忍受
5. 严重口臭	十分强烈的臭味，检查者无法忍受

2. 检查方法　在标准条件下，检查者采用标准检查步骤对患者进行口臭的检测：

（1）对患者的要求：检测前 3 周尽量避免使用抗生素；检测前 48 小时不吃有特殊气味的食物；检测前 12 小时禁食、禁饮、禁止抽烟并禁止刷牙和使用口腔清洁剂。

（2）对检查者的要求：检查者嗅觉正常，评价前禁止喝酒和使用芳香型化妆品。

（3）具体方法：①嗅觉判断。将一根直径为 24mm，长为 10cm 的塑料管放入受检者口中，当受检者呼吸时，检查者在管的另一端通过气体进行判断评分。②塑料勺试验。用一次性塑料勺在舌背后区来回刮擦后取出塑料勺，置检查者鼻前判断评分。③鼻气判断。将一根长 10cm，直径为 3～5mm 的小管放入受检者的一侧鼻孔，堵住另一侧鼻孔。患者用鼻将气体呼入小管，检查者在管的另一端进行嗅觉评分，两侧鼻孔均应检查。

（二）色谱检测法

气相色谱是目前最好的诊断和探测口臭的方法，配有火焰光度检测器（flame photometric detector, FPD）的气相色谱是测定口臭的金标准。它能准确地测定、测量口臭气体的成分及含量，客观地得出不同口臭挥发性物质的准确数值。

（三）细菌分析法

细菌分析法是通过对口腔细菌采样和分析以确定产生气味的细菌的性质和数量。分离、鉴定与口臭有关的口腔细菌，测定纯培养的细菌产生的硫化物和气味的强度。

三、口臭与牙周病的关系

（一）牙周病患者伴发口臭

革兰氏阴性厌氧菌不但是牙周炎的主要致病菌，也能生成 VSC，从而导致不同程度的口臭问题。牙周炎形成的龈沟和牙周袋易于细菌的滞留和大量繁殖。同时，舌背和唾液中的细菌数量也会明显上升，导致口臭加重。通过常规的牙周治疗（如刮治和根面平整）并结合正确的口腔卫生措施（如刷牙和清洁舌苔），可以显著降低口气的异味，这表明牙周健康对口臭的消除具有重要作用。

（二）口臭对牙周组织的影响

大量研究证实，细菌的产物可以直接或间接地对牙周组织造成破坏。① VSC 可以增加龈沟上皮的通透性；② VSC 可以直接作用于牙龈成纤维细胞形成细胞外基质的过程，使其蛋白质的合成总量下降；③ VSC 可以影响纤维粘连蛋白的结构及骨代谢；④氨、有机酸对牙龈组织及细胞的影响蛋白质及氨基酸的代谢除产生 VSC 外，还可生成胺丁酸及其他有机酸，这些作为毒性因子，能造成组织及细胞的破坏。

四、口臭的防治

口臭的防治应针对引起口臭的原因进行不同类型的方法预防和治疗。

（一）口臭的治疗原则

需建立与口臭原因相一致的治疗需求（treatment need，TN）系统（表 8-2，表 8-3）。

表 8-2　不同类型口臭的治疗需求（TN）

类型	TN
1. 真性口臭	
生理性口臭	TN-1
病理性口臭	
口源性	TN-1 和 TN-2
非口源性	TN-1 和 TN-3
2. 假性口臭	TN-1 和 TN-4
3. 口臭恐惧症	TN-1 和 TN-5

表 8-3　口臭的治疗需求（TN）分类

分类	描述
TN-1	对口臭的原因进行解释并对患者进行口腔卫生指导（重点强调自我口腔保健，改善个体的口腔卫生状况）
TN-2	口腔预防措施，对口腔疾病特别是牙周病进行专业洁治和治疗
TN-3	向内科医生和相关专科医生转诊
TN-4	对检查结果进行解释，进一步对患者进行相关专业知识的宣教，使其确信自己不存在口臭
TN-5	向心理医生或心理专家转诊

1. 自我口腔卫生保健　刷牙和使用牙线是机械清除菌斑和软垢最常用且有效的方法。每天坚持正确刷牙和使用牙线对预防牙周病和口臭具有显著作用。舌苔由脱落的上皮细胞、血细胞和细菌组成，这些成分共同产生可挥发性硫化物，进而引发口臭。通过常规的口腔卫生措施结合舌刷清洁舌背，可以减少 70% ～ 80% 的 VSC，显著改善口臭问题。此外，配合使用漱口液也在口臭治疗中发挥重要作用，能够明显降低 VSC 值和嗅觉评分。

2. 及时治疗相关疾病　在提升口腔健康水平的基础上，及时处理各类口腔问题，有助于有效控制口臭的发生。特别是牙周疾病与口臭之间存在显著关联，积极治疗龈炎和牙周炎可以显著改善患者的口气状况。随着口腔内 VSC 浓度的下降，其对牙周组织的损害程度也会相应减轻。此外，针对其他口腔问题的治疗措施还包括：修复龋齿、调整牙齿间隙、拔除无法保留的病变牙齿或残根残冠，以及治疗口腔溃疡和缓解口干症状。这些措施旨在最大限度地减少蛋白质分解产物的积累，从而降低口臭的发生率。

在其他口腔治疗措施均已实施、致病因素已排除，而口臭依然存在的情况下，主要建议患者通过病因治疗和控制全身疾病减轻口臭症状。对于患有假性口臭的患者，可以通过健康教育和指导缓解症状。对仍不能缓解的口臭恐惧症患者，建议咨询心理医生。

考点与重点 口臭的预防

❓ 思 考 题

1. 简述牙本质敏感和牙外伤的概念。
2. 口腔癌的预防措施有哪些？
3. 错𬌗畸形的预防措施有哪些？

本章数字资源

第九章 特定人群的口腔保健

  患儿，男，7岁，因"牙齿疼痛"来诊。半年前开始时常感到疼痛，尤其是在吃甜食后疼痛加剧。患儿平时非常喜欢吃糖果和巧克力，但母亲觉得只是"孩子吃多了糖，不要紧"，直到最近疼痛加剧，才带孩子来医院就诊。

问题： 1. 为什么儿童龋齿在早期往往没有明显症状？
  2. 为何需要培养儿童良好的口腔卫生习惯，并鼓励家长参与其中？

  口腔健康与全身健康息息相关，然而，不同人群的口腔保健需求各不相同。儿童、孕妇、老年人、残疾人等特定人群，其口腔健康面临着各自独特的挑战和需求。因此，制定针对特定人群的口腔保健措施对于预防口腔疾病、提升生活质量至关重要。本章将深入探讨各人群的口腔健康需求及管理策略，为不同年龄段的人群提供个性化的口腔保健指导，帮助建立健康的口腔保健习惯，预防和治疗口腔疾病，提高生活质量。

第一节 妊娠期妇女口腔保健

  妊娠期是女性一生中特殊的生理阶段，这一时期不仅是维护自身健康的关键期，也是胎儿健康发育的决定性时期。妊娠期的口腔健康关系到孕妇的健康状态及胎儿的生长发育，因此，妊娠期口腔保健尤为重要。孕妇口腔问题如果得不到及时处理，轻者影响日常进食和舒适度，重者引起口腔炎症的扩散，可能对全身甚至胎儿造成不良影响。妊娠期妇女口腔保健的目标是：减少妊娠期龋病、牙周病的发生；阻止已有的口腔疾病进一步加重；增加孕妇的口腔保健知识，增强自我保健意识和能力；减少口腔内致龋微生物的数量，降低母婴传播的危险。

一、妊娠期妇女主要口腔健康问题

  妊娠期妇女口腔健康问题的发生与体内激素水平、口腔环境、饮食结构和口腔卫生行为的改变密切相关。随着妊娠时间的延长，妊娠期妇女口腔疾病的风险逐渐增加，主要包括以下几种问题：

（一）妊娠期龈炎

  妊娠期龈炎是妊娠期妇女最常见的口腔问题之一。妊娠过程本身不是引起龈炎的直接原因。孕期激素水平的变化使牙龈对细菌更加敏感，加之孕妇口腔卫生状况较差，更易导致牙龈炎症。妊娠期龈炎通常从妊娠的第二个月开始，并在后三个月进入高峰期。症状包括牙龈红肿、出血，严重者可出现妊娠性牙龈瘤。保持良好的口腔卫生、避免细菌、软垢和牙石积累是预防和缓解妊娠期龈炎的有效措施。

（二）龋病

妊娠期妇女龋病的发生与口腔卫生状况不良、饮食习惯的改变以及唾液的酸性变化有关。妊娠性呕吐常导致唾液 pH 下降，引起牙釉质脱矿，增加龋病的易感性。妊娠期妇女因食欲变化，往往偏好甜食、酸性食物，摄糖摄酸频率增加使得龋病风险增加。妊娠期体质下降，活动减少，生活不便易忽视对口腔卫生的维护。妊娠早期与后期，往往给口腔疾病的治疗带来不便，延误龋病的治疗，使得口腔疾病加重。

（三）智齿冠周炎

妊娠期由于生理、生活习惯的变化，免疫力相对降低，容易引发智齿冠周炎症。女性妊娠期恰为智齿冠周炎的高发年龄，因此孕妇在出现牙痛或牙龈肿胀时，应及时就医，避免炎症进一步扩展，影响孕妇和胎儿的健康。

二、妊娠期妇女口腔保健内容和方法

妊娠期妇女口腔保健的重点是一级预防，即通过孕前口腔检查和孕期的口腔卫生管理，确保孕妇口腔健康。

（一）孕前口腔健康检查

育龄妇女在计划怀孕前应主动进行口腔健康检查，及时发现和处理口腔问题，确保孕期口腔健康，避免妊娠期发生口腔急症。若孕妇存在龋病、牙周病等问题，应在怀孕前进行治疗。若有阻生智齿，应当及时拔除。孕前口腔健康检查可以有效减少妊娠期口腔疾病的发生。

（二）提供口腔健康知识

妊娠期妇女应了解妊娠期龈炎、龋病、牙周病和智齿冠周炎等常见口腔问题的预防措施和处理方法，主动参与口腔健康教育，通过例如面对面咨询、孕妇讲座、口腔健康宣传片或微信公众号推送等，掌握口腔健康管理技巧，减少口腔疾病发生。此外，还应接受有关婴幼儿喂养方式和哺乳姿势、婴幼儿口腔清洁方法、营养与口腔健康等相关知识的学习。了解胎儿牙发育、乳牙生长发育、萌出时间、萌出时可能遇到的问题及婴幼儿早期龋危害等常识。

（三）加强口腔健康维护

妊娠期的身体不适或行动不便会使孕妇放松自身口腔健康维护，例如减少刷牙的次数和时间等。孕妇应认真进行每日的口腔清洁维护。如每天两次刷牙，饭后漱口，使用牙线清洁牙间隙的食物残渣和菌斑。除刷牙外，还可在医生指导下使用漱口水做好妊娠期龈炎的防治。

（四）膳食营养与口腔健康

妊娠期妇女应确保合理膳食，保持营养平衡，以促进胎儿的健康发育。膳食应多样化，包括足够的蛋白质、脂肪、碳水化合物、维生素和矿物质。特别是摄入充足的钙、磷、维生素 D 和维生素 C，以满足胎儿牙齿的正常发育。同时，应减少甜食和含糖饮料的摄入，避免增加龋病的发生风险。

（五）避免不良刺激，慎重用药

妊娠期应避免任何不良刺激，尤其是药物。药物的使用应严格遵循医师指导，尽量避免对胎儿的潜在影响。妊娠初期是药物致畸的高风险时期，因此，妊娠期用药应谨慎选择，必要时由专业医师指导。孕妇吸烟和饮酒对胎儿发育有害，建议戒烟戒酒，避免被动吸烟。

（六）口腔就诊时机的选择

妊娠期口腔疾病的治疗应选择在孕中期进行，即孕期的 4～6 个月。此时胎儿发育较为稳定，母体不易受到治疗的影响。怀孕初期和晚期治疗口腔疾病会增加早产、流产等风险，因此要尽量避免此时治疗。口腔治疗时，如需进行 X 线检查，应进行腹部防护，避免在怀孕的前三个月进行 X 线检查。

考点与重点 妊娠期妇女口腔问题的预防方法

第二节　婴幼儿口腔保健

婴幼儿时期（表 9-1）是生长发育最旺盛的时期。婴幼儿的口腔问题不仅影响其牙齿发育和口腔功能，还可能对未来的身体健康、准确发音和维持健康心理状态有重要影响。

表 9-1　儿童年龄分期

分期	年龄
胎儿期	从受精卵发育到胎儿娩出
新生儿期	从胎儿娩出至生后足 28 天
婴儿期	从出生到 1 周岁
幼儿期	1 周岁至 3 周岁
学龄前期	3 周岁至 6 周岁
学龄期	6、7 周岁至 11、18 周岁
青春期	一般女孩 10～18 岁，男孩 12～20 岁

一、婴幼儿口腔健康问题

（一）奶瓶龋（低龄儿童龋）

奶瓶龋又称低龄儿童龋（early childhood caries，ECC），是婴幼儿因长期使用奶瓶，特别是在睡前或夜间饮用含糖液体（如奶、果汁等），导致乳牙发生龋坏的现象（图 9-1）。奶瓶龋常见于上颌前牙的唇面和邻面，表现为白色斑点或棕色斑块。

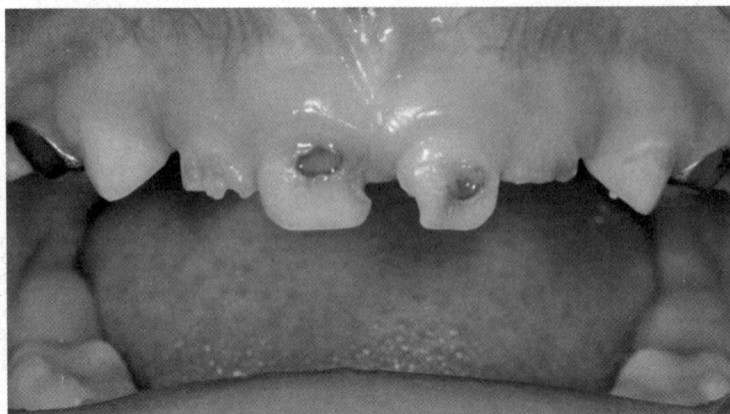

图 9-1　奶瓶龋（低龄儿童龋）

（二）乳牙外伤

婴幼儿由于活泼好动，在跌倒或碰撞等情况下，容易发生牙齿外伤，严重时会导致牙髓损伤或感染。乳牙外伤包括牙齿的脱落、断裂、松动以及牙齿位置的移位等。外伤不仅导致婴幼儿疼痛，还可能对乳牙的正常生长发育产生不良影响，影响恒牙的萌出和排列。乳牙外伤多发生于 1.5 ～ 2.5 岁儿童。

（三）急性假膜性念珠菌性口炎

急性假膜性念珠菌性口炎，也称鹅口疮或雪口病，是一种由真菌（白念珠菌）引起的口腔感染，常见于新生儿及 6 个月以下婴幼儿。急性假膜性念珠菌性口炎通常表现为口腔内出现白色、奶油样的斑块，多见于舌面、口腔内侧和上腭部位。急性假膜性念珠菌性口炎的发生与婴幼儿免疫系统尚未成熟、卫生不当（如奶具未消毒、母亲乳头不洁等）或抗生素使用过多等因素密切相关。

（四）乳牙早萌

乳牙早萌多见两种情况，分别为诞生牙和新生牙，前者在出生时就存在，而新生牙是在出生后 30 天内萌出，诞生牙往往发育不完全且较松动，而新生牙通常是正常发育的乳牙，较为牢固。

二、婴幼儿口腔保健内容与方法

（一）婴幼儿口腔保健的基本原则

1. 早期干预，预防为主 婴幼儿口腔保健应从出生后不久开始，越早进行口腔健康管理，越能有效预防口腔疾病的发生。

2. 个性化护理，循序渐进 婴幼儿的口腔保健应根据不同发育阶段的特点，采取适合的护理方法。从婴儿期的口腔清洁，到幼儿期的牙齿护理，都应根据其年龄、口腔发育状况和行为习惯逐步调整，确保护理方法的科学性和有效性。

3. 口腔卫生，科学规范 婴幼儿口腔卫生的核心是清洁。家长应定期使用适合婴幼儿的口腔清洁工具和方法，如软毛牙刷、纱布等，去除食物残渣和细菌，预防龋齿、牙龈炎等口腔问题。

4. 定期检查，早发现早治疗 婴幼儿口腔健康管理也包括定期口腔检查。及时发现潜在的口腔问题，及早采取治疗措施，减少后续治疗的复杂度和风险。

5. 家长主导，榜样引导 婴幼儿口腔保健离不开家长的参与和引导。家长应了解和掌握正确的口腔护理知识，并通过言传身教，引导婴幼儿养成良好的口腔卫生习惯。

（二）婴幼儿口腔清洁的方法

1. 出生到 6 个月 此阶段清洁重点是去除口腔内的奶渍和细菌。应在哺乳后或晚睡前使用干净湿纱布轻轻擦拭宝宝的口腔，包括牙龈、舌头和上腭等部位。

2. 6 个月到 1 岁 随着乳牙的萌出，口腔清洁的重点转向乳牙的护理。家长仍可用手指缠上清洁干净纱布，蘸清水为孩子擦洗牙面。也可使用软毛婴儿牙刷，每天帮助宝宝刷牙 1 ～ 2 次。

3. 1 岁到 3 岁 此阶段乳牙基本萌出，口腔清洁的要求更高。可以继续使用适合儿童的软毛牙刷，每天至少早晚两次帮助儿童刷牙。随着成长，逐渐具备了模仿和自主的能力，家长可以开始引导儿童独立刷牙。但儿童刷牙时，家长应全程监督，确保牙齿清洁彻底。

（三）良好的饮食习惯

1. 正确的喂养姿势 无论是母乳喂养还是人工喂养，均应采取正确的喂养姿势。喂奶时，保持幼儿的头部稍微抬高，呈半坐位，避免平躺喂奶，降低奶瓶龋的风险。避免长时间喂奶，尤其是在幼儿睡觉时。喂养时奶瓶不能紧压下颌或过高抬起，避免下颌过度前伸，造成下颌前突畸形。在使用奶瓶喂养时，应选择合适的奶瓶和奶嘴，确保其清洁卫生，定期消毒，避免细菌滋生。

2. 辅食添加与口腔健康

（1）避免高糖分食物：辅食中应尽量避免添加过多糖分，例如糖果、果汁、甜点等。控制含糖辅食的食用频率，尽量选择内源性糖，避免让幼儿长时间含甜食或饮料不吞咽。

（2）鼓励饮水，饭后漱口：幼儿辅食后，适量饮用清水，有助于清洁口腔，或者建议进食后及时漱口。

（四）预防乳牙外伤

家长及保育人员应加强对儿童活动时的监护，防止意外跌倒和损伤。发生乳牙外伤后应及时去医院就诊，请口腔医生对伤情做出判定并进行合理诊治，以免耽误病情。

（五）定期口腔检查

儿童第一次口腔检查应在第一颗乳牙萌出后 6 个月内，或最迟在 12 个月之前。其优点一是医师帮助判断儿童乳牙萌出情况并评估其患龋风险，提供有针对性的口腔卫生指导并建立口腔健康档案。二是使幼儿能逐渐熟悉和适应口腔科环境，与医护人员近距离地接触沟通，避免和减少日后口腔科就诊时的恐惧心理。

考点与重点 婴幼儿口腔问题的预防方法

第三节　学龄前儿童口腔保健

学龄前儿童的活动能力和协调性有所提高，逐步进入幼儿园，表现出一定的独立性。然而，由于口腔发育尚不完全，学龄前儿童仍然无法独立进行有效的口腔保健，因此家长和幼儿园教师的指导与帮助显得尤为重要。

一、学龄前儿童口腔健康问题

（一）乳牙龋

学龄前儿童是乳牙患龋的高峰期。随着乳恒牙的逐步替换，牙弓发育、牙间隙出现，食物嵌塞的现象增多，易导致邻面龋。乳牙龋进展较快，初期症状不明显，家长难以察觉，若未及时治疗，可导致乳牙缺失，影响儿童的咀嚼功能和恒牙的发育。

（二）乳牙错𬌗畸形

如果学龄前儿童有长时间的不良口腔习惯，例如吮指、吐舌、咬唇、口呼吸等，容易造成上颌前突、牙列拥挤、牙弓狭窄等错𬌗畸形，这些问题如果未得到及时纠正，将对恒牙的排列产生长期影响。

（三）乳牙外伤

随着儿童活动范围的增加，运动外伤或跌倒引发的乳牙外伤逐渐增多。乳牙受损不仅可能导致牙冠折断、牙齿松动或脱落，还可能影响恒牙胚胎的发育，导致未来恒牙萌出异常。

二、学龄前儿童口腔保健内容与方法

（一）幼儿园口腔保健

在幼儿园环境中，口腔保健工作需要幼儿园教师与口腔专业人员的共同努力，内容应包括以下几个方面：

1. 幼教教师培训　定期为幼教教师提供口腔保健知识培训，确保教师能正确掌握口腔卫生的基础知识、龋病的早期诊断以及预防措施。

2. 儿童口腔保健　幼儿园教师应与口腔医生配合，最好每半年进行一次儿童口腔检查，由专业口腔医生实施局部用氟防龋措施。

3. 良好习惯的建立　幼教教师要帮助儿童建立健康的饮食习惯和口腔卫生习惯。膳食要定时定量，除每日三餐外，尽量减少餐间甜食摄入和次数，或选择致龋性低的食物。每餐后漱口，并教会儿童正确的刷牙方法。

4. 与家长沟通　定期与家长沟通儿童口腔保健情况，确保家庭与学校的口腔保健措施保持一致，形成良性互动，帮助儿童建立稳定的口腔卫生习惯。

（二）家庭口腔保健

家庭是学龄前儿童口腔保健的基础。在日常生活中，家长的正确引导和榜样作用对儿童口腔保健起着至关重要的作用。家庭口腔保健的主要内容包括：

1. 建立刷牙习惯　3至6岁是儿童开始学习独立刷牙的关键期，家长应教导儿童正确的刷牙方法，并每天监督儿童至少刷牙一次（最好是晚上），确保彻底清洁口腔。家长还应与孩子一起刷牙，通过示范作用增强孩子的兴趣。

2. 预防乳牙龋　家长应注意乳牙龋的早期预防，对乳磨牙进行窝沟封闭，以减少龋齿发生的风险。每半年一次的氟化物涂布可以有效预防光滑面龋。

3. 预防错𬌗畸形　对于有不良口腔习惯的儿童（如吮指、吐舌等），家长应及时干预，并注意观察牙齿排列是否整齐。如出现牙列不齐或咬合问题，应尽早寻求口腔医生的帮助，必要时进行矫治。

4. 预防牙外伤　为了减少牙外伤的发生，家长应注意儿童活动的安全性，剧烈运动时应佩戴护齿器。此外，应确保儿童的居住和活动环境安全，避免尖锐或硬物伤及口腔。

5. 定期口腔检查　建议学龄前儿童每3～6个月进行一次口腔检查，通过早期发现和治疗口腔问题，保障儿童口腔健康的长期稳定。

考点与重点　学龄前口腔问题的预防方法

第四节　学龄儿童口腔保健

学龄儿童涵盖了整个普通教育阶段。此阶段是儿童口腔健康观念和行为的形成时期，也是接受新知识、树立新观念，培养终生口腔卫生好习惯的最佳时期，做好学龄儿童的口腔保健，会对其一生的口腔健康起到积极的作用。

一、学龄儿童常见口腔健康问题

（一）第一恒磨牙龋

第一恒磨牙又称"六龄牙"，即6岁左右萌出，是儿童口腔健康的一个重要关注点。由于其萌出较早、矿化程度低，且窝沟较深，容易积聚食物残渣和菌斑，极易形成窝沟龋，是龋齿的高风险区域。

医者仁心

扎根基层，服务全民健康

　　王巧璋作为中国口腔预防医学的开拓者，在 1959—1961 年响应国家公共卫生需求，深入北京小汤山地区，为 2 万余名中小学生开展龋齿普查与治疗，以实际行动践行基层健康守护者的使命。她扎根科研前沿，提出"糖原内因致龋学说"，为儿童龋病防治提供科学依据，其成果于 1977 年被列为中国医学科学院重要科研成果。她推动医教研融合，建立中国首个儿童牙病预防体系，培养大批专业人才。她数十年如一日的坚守与创新精神，诠释了"大医精诚"的职业信仰，为当代医学工作者树立了"立足本土、服务人民"的典范。

（二）龈炎

学龄儿童常见的龈炎类型包括单纯性龈炎、萌出性龈炎和青春期龈炎。单纯性龈炎主要表现为牙龈缘和牙龈乳头红肿、出血等症状，通常发生在牙齿萌出阶段。青春期龈炎则受内分泌激素变化的影响，常见于青少年，牙齿排列不齐或佩戴正畸矫治器的儿童更容易发生。

（三）错𬌗畸形

牙列不齐、牙齿拥挤、颌骨发育异常等问题在学龄儿童中较为普遍。长期的不良口腔习惯，如吮指、口呼吸等，容易导致错𬌗畸形的发生。此外，遗传因素也是错𬌗畸形的常见原因。

（四）牙外伤

学龄儿童由于活动量增加、参与体育运动较多，牙外伤的发生风险也显著增高，尤其是 7～9 岁儿童，是牙外伤的高峰期。常见的外伤类型包括牙冠折断、牙齿脱位等以前牙多见。

二、学龄儿童口腔保健内容和方法

（一）学校口腔保健

学校应将口腔保健纳入公共卫生工作的一部分，开展全面的口腔健康教育。教育主管部门应提供定期的口腔保健培训，帮助教师掌握口腔健康知识和基本护理技能。学校口腔保健的主要内容包括：

1. 学校开展口腔健康教育应遵循的原则

（1）与学生的普通教育同步：学校应组织和开展一些促进学生口腔健康的活动，既可使学生获得口腔健康知识，同时逐渐建立口腔健康观念。

（2）应纳入学校的卫生课程：在中小学校健康教育教材中增加龋病、牙周病、错𬌗畸形的防治、前牙外伤和颌骨骨折预防等口腔卫生内容，并根据学生的年龄特点，由浅入深、循序渐进地传授口腔卫生知识。

2. 学校开展口腔健康教育应采取的方式

（1）启发诱导式：应根据学生的心理特点，从文明与健康的美学角度进行口腔健康教育，采取启发诱导式的方法，以鼓励表扬为主，调动其自身的积极性。不断巩固和加强刷牙和口腔健康教育，才能有效地巩固和提高学生的自我保健能力。

（2）设立实习课程：通过口腔健康教育实习课的学习，相互或自我观察牙龈颜色与形态，了解正常牙龈颜色和形态。使用菌斑显示剂，观察刷牙前后菌斑的清除效果等。并通过影像资料或实物来讲解牙刷的选择、正确的刷牙方法和牙线的使用等。

（3）形式多样化：除课堂书本知识讲授外，形式还应多样化。例如文字宣教、虚拟仿真宣教、座谈或竞赛宣教等。

（4）内容规范性：口腔健康教育的授课内容应具有科学性、专业性、准确性和规范性的特点。讲授形式可以根据学生的年龄特点，生活化和科普化，使学生易于接受。

（二）个人口腔保健

学龄儿童口腔健康的维护主要依靠家庭与学校的共同合作。家长应在日常生活中发挥积极作用，帮助孩子养成良好的口腔卫生习惯，具体措施包括：

1. 保护第一磨牙　家长应及时关注 6 岁左右萌出的第一磨牙，尽早为其进行窝沟封闭，以预防窝沟龋的发生。窝沟封闭是有效预防龋齿的一项措施，应在完全萌出达咬合平面时进行封闭。

2. 预防龈炎　通过正确的刷牙方法清除牙齿表面和邻面上的菌斑，避免牙龈炎症的发生。出现刷牙出血等症状时，应尽早就医，进行专业的牙周洁治。

3. 合理控制糖分摄入　减少糖分摄入的量和频率，特别是避免在两餐之间频繁食用高糖食物。

4. 防治错𬌗畸形　及时纠正不良口腔习惯（如吮指、咬下唇等），必要时可以通过正畸矫治器进行治疗。若出现乳牙龋损，应及时治疗，避免影响恒牙的正常生长。及时拔除替牙期滞留乳牙和多生牙。

5. 预防牙外伤　家长应注意孩子的活动安全，避免剧烈运动时受伤。对于高风险运动，如篮球、足球等，应佩戴适当的保护装备，如头盔、护齿器等，以减少牙外伤的风险。牙外伤后出现牙龈出血、牙折断、牙松动、牙移位时应立即到医院就诊。

考点与重点　学龄儿童口腔问题的预防方法

第五节　老年人口腔保健

联合国在一些关于人口统计、社会政策制定以及学术研究中，常以 60 岁作为划分老年阶段的起始年龄。随着我国人口老龄化的加剧，老年人群体的口腔健康问题日益受到关注，做好老年人口腔保健具有重要的社会意义。

一、老年人口腔健康问题

（一）牙龈退缩和根面龋

随着年龄的增长，生理性牙龈退缩导致牙根暴露，增加根面龋的发生风险。另外老年人唾液分泌减少，自洁作用差，容易积聚菌斑和食物残渣，加速根面龋的进程。根面龋不仅可能引发疼痛，还可能伴随牙本质敏感，影响生活质量。

（二）牙列缺损和缺失

龋病和牙周病是导致老年人牙齿缺失的主要原因。随着年龄的增长，缺失的牙齿数量逐渐增加。当缺失的牙齿数达到一定比例时，会严重影响咀嚼功能，进而影响饮食和营养摄取。调查显示，约 47.7% 的 65 ~ 74 岁老年人未能及时修复缺失的牙齿，这将严重影响老年人的身心健康和生活质量。

（三）口腔黏膜病和口腔癌

口腔黏膜病是老年人的常见口腔健康问题。第四次全国口腔健康流行病学调查显示，老年人群体口腔黏膜疾病的异常检出率为 6455/10 万，且口腔癌的发病率随着年龄的增加而上升，尤其是吸烟和饮酒的男性。吸烟与口腔癌、口腔白斑等疾病的发生密切相关，因此早期筛查和防治口腔癌至关重要。

（四）牙磨耗和楔状缺损

牙磨耗和楔状缺损与老年人的咀嚼习惯、刷牙方式和牙齿的自然衰老密切相关。长期咀嚼硬食物或不当刷牙习惯可导致牙磨耗、楔状缺损（图 9-2），甚至牙折。牙磨耗过度可使人面下 1/3 高度降低，引起面部外观变化，进而导致颞下颌关节功能紊乱，影响正常的咀嚼功能。

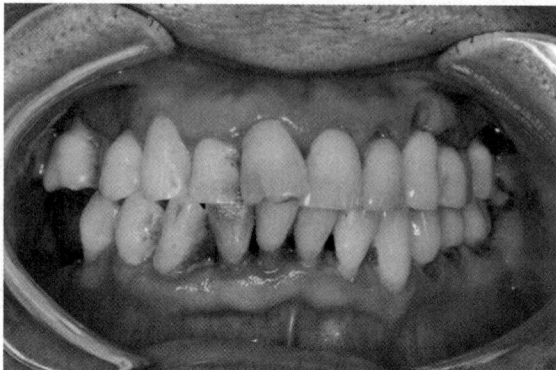

图 9-2　老年人牙磨耗和楔状缺损

二、老年人口腔保健内容和方法

老年人口腔保健的核心目标是保留更多的功能牙齿，维持正常口腔功能状态，最终达到提高生活质量和健康老龄化的目的。老年人口腔保健应从以下几个方面入手。

（一）提高自我口腔保健意识

要不断提升老年人自我口腔保健的意识。应通过家庭、社会以及口腔医务人员的共同努力，帮助老年人树立科学的口腔健康观念，消除"人老掉牙"的传统观念，培养良好的口腔卫生习惯。利用各种媒介广泛开展口腔健康教育，增强老年人对口腔健康的重视。

（二）保持个人口腔卫生

老年人应根据自身的生理特点和口腔健康状况，养成良好的个人口腔卫生习惯。

1. 刷牙与漱口　选择适合老年人口腔状况的牙刷，如刷头小、刷毛软硬适中、刷柄易于握持的牙刷。采用正确的刷牙方法，每天早晚有效刷牙。可选用含氟牙膏、抗敏感牙膏或抑菌抗炎牙膏交替使用。餐后漱口，保持口腔清洁。

2. 间隙刷、牙线和牙签　由于老年人牙缝较宽、牙根暴露且牙齿松动，建议使用牙间刷、牙线等工具，帮助清洁牙齿间隙。牙线有助于清除难以刷到的区域，尤其适用于根面龋和邻面龋的防治。

（三）接受口腔卫生指导

老年人群体的口腔保健指导应具备针对性、循序渐进和评估反馈等特点。针对老年人的个体差异，结合其理解能力和动手能力，制订切实可行的口腔卫生计划。通过多次、渐进的方式进行指导，并定期评估口腔卫生状况，确保老年人能够掌握正确的口腔保健方法。

（四）及时修复缺失牙

对于缺失的牙齿，老年人应及时进行修复。缺牙修复不仅可以恢复咀嚼功能，还能改善面容和发音，提升老年人的生活质量。修复缺失牙时，通常建议在拔牙后 2 ～ 3 个月进行修复，以确保牙槽骨已基本稳定。活动义齿的佩戴和护理也应定期检查，以防不适和口腔组织的损伤。

（五）定期口腔检查

老年人应定期进行口腔健康检查，检查内容包括龋病、牙周病和口腔黏膜病等。对于残留的牙根或牙齿磨耗严重的情况，及时进行处理，避免引发更多口腔健康问题。建议每年进行至少一次口腔检查，早期发现和治疗口腔问题，防止病情进一步加重。

考点与重点 老年人口腔问题的预防方法

第六节　残疾人口腔保健

根据《中华人民共和国残疾人保障法》规定，残疾人群体包括视力残疾、听力残疾、言语残疾、肢体残疾、智力残疾、精神残疾及多重残疾等。残疾人群由于其生理、心理和生活条件等方面的特殊性，常常是口腔疾病的高发人群，且口腔疾病的预防和治疗方面也面临更多的挑战。因此，残疾人口腔保健是一项特殊且重要的任务，对于存在智力、肢体或精神障碍的患者而言更是如此。虽然残疾人群体的具体需求各不相同，但口腔保健的重要性和方法是相似的。

一、残疾人常见的口腔问题

（一）残疾人口腔问题的影响因素

残疾人群的口腔健康问题具有明显的特殊性，通常会受到以下因素的影响：

1. 自我表达能力受限　残疾人往往由于自我表达能力受限，难以向家人或医生表达口腔不适，从而导致延误口腔问题的早期诊断和干预，错失最佳治疗时机。

2. 临床症状不典型　由于多种残障原因，残疾人群体的口腔疾病症状可能不典型，如龋病和牙周病等口腔疾病的临床表现往往较为隐匿，难以通过常规检查得到及时确认。

3. 治疗配合难度大　尤其是肢体障碍或智力障碍的残疾患者，治疗过程中可能因缺乏配合或沟通障碍，导致治疗效果不理想。因此对于残疾人患者，治疗时需要更多的耐心和细致入微地护理。

（二）残疾人常见的口腔健康问题

1. 龋病　残疾人群由于口腔清洁困难导致口腔卫生习惯差，常常出现多颗牙齿龋损，甚至伴随牙髓炎和根尖病变。

2. 牙周病　特别是在肢体残疾或智力障碍患者中，口腔卫生难以自理，牙面堆积软垢和菌斑，极易导致龈炎和牙周病的发生。

3. 牙齿脱落与咀嚼功能障碍　由于缺乏及时诊断、干预或治疗，一些患者的牙齿长期未得到治疗，可能导致牙齿脱落，影响日常的咀嚼功能，进一步加重身体健康问题。

二、残疾人口腔保健的内容和方法

残疾人群同样需要通过有效的预防和护理措施来预防和治疗口腔疾病，但由于其身体、精神、智力等方面的特殊性，口腔保健的实施需要家属或护理人员的帮助。不同残疾类型的个体，其口腔保健方法应因人而异。

（一）残疾儿童的口腔保健

1. 刷牙方法　残疾儿童通常由于手部或肢体活动受限、精神或智力残疾，无法独立完成刷牙工作。需要家长或护理人员帮助残疾儿童刷牙，在刷牙过程中，可以根据残疾人身体大小、力量强弱、配合程度等因素，选择以下几种姿势和方法：

（1）坐姿刷牙法：让儿童坐在椅子上，家长站或坐在儿童背后，双手稳住儿童头部，使其靠在椅背上。操作时，儿童头部稍后仰，帮助其刷牙。

（2）躺姿刷牙法：对于更难以配合的儿童，可以让其躺在家长的腿上，进行刷牙操作。

（3）双人协作刷牙法：如果儿童活动更为剧烈，可采取膝对膝体位，两人可以合作，一人抱住儿童，另一人帮助其刷牙。这样能够更好地控制儿童的头部和口腔，避免刷牙过程中的伤害。

在刷牙时，使用适合儿童的软毛牙刷，并辅以牙线或牙间刷清洁牙间隙，以达到更好的清洁效果。

2. 口腔保健用品的选择　残疾儿童的口腔清洁需要一些特殊的清洁工具和辅助装置。

（1）改装牙刷：为帮助儿童更好地握住牙刷，可以在普通牙刷的刷柄上加装弹力带或使用橡胶包裹，增加抓握的舒适度和稳定性。

（2）电动牙刷：对于手部功能受限的儿童，电动牙刷提供了更高效的清洁效果，家长可以根据需要帮助调整刷牙角度和力度，避免伤害口腔软组织。

（3）牙线和牙间刷：对于能够配合使用牙线的儿童，牙线是清洁牙间隙的有效工具。需要家长帮助使用，确保使用方式正确，避免对牙龈造成损伤。

（二）成人残疾人口腔保健

对于成年人群，尤其是智力或精神障碍患者，口腔健康管理可能面临更高的挑战。这类患者需要亲属或护理人员的持续支持，确保其能够保持良好的口腔卫生习惯。

1. 定期口腔检查　定期进行口腔检查和治疗，及早发现口腔问题，及早干预和治疗，避免疾病进展到无法逆转的阶段。

2. 护理人员的帮助　对于无法独立完成口腔卫生护理的成年残疾人，护理人员应在日常生活中提供帮助。包括每日口腔清洁、牙刷使用指导、饮食控制等。在此过程中，护理人员要特别注意不要伤害患者的口腔软组织，确保护理过程的温和与有效。

3. 饮食管理　残疾人群体的饮食往往不规律，或由于自理能力受限，高糖、高酸食物后往往得不到及时的清理。家属或护理人员应帮助患者管理饮食，避免食用过多甜食或饮料，以减少龋齿的发生。

（三）口腔保健服务

1. 口腔卫生指导　口腔医务工作者应耐心详细讲解口腔健康的重要性和口腔保健的方法。根据不同残疾类型采取多种形式，帮助残疾人掌握口腔卫生保健的具体方法。

2. 应用氟化物　对于残疾儿童可适当选择局部应用氟化物。如定期涂氟、使用含氟牙膏 或含氟漱口水等措施。预防和降低龋齿发生的作用。

3. 尽早进行窝沟封闭　对于残疾儿童来讲，窝沟封闭尤为重要。合适时机实施窝沟封闭术，可有效防止窝沟龋的发生。

4. 控制糖的摄取　由于残疾人的自我控制能力较差，应严格限制餐间甜食的摄入，减少甜度大、黏性大的高致龋性食物的含量，减少碳酸饮料的摄入。

5. 定期口腔检查　口腔专业人员应定期为残疾人进行口腔检查，发现问题及时处理。并提供洁治、治疗、修复缺失牙等服务。至少应每半年到1年检查1次。

？ 思 考 题

1. 简述儿童常见的口腔问题及预防手段。

2. 简述老年人常见的口腔问题及预防手段。

3. 简述妊娠期妇女常见的口腔问题与预防手段。

本章数字资源

第十章　口腔健康促进

案例

　　某医学院校的口腔医学系师生，定期组织一支专业的口腔医学志愿团深入附近的中小学，为广大师生开展专业且生动的口腔健康讲座。在周边的社区和乡镇，设立义诊门诊，通过口腔健康咨询、发放宣传手册、张贴宣传海报等多种形式，向广大社区和乡村居民进行全面的口腔健康宣传。每年惠及人次超过 5000 人。

问题： 1. 作为口腔医学生，我们能通过哪些方法提高全民口腔健康水平？

　　　　2. 我们应如何开展口腔健康教育？

第一节　口腔健康促进的概念、组成和任务

一、口腔健康促进的概念

　　口腔健康是人体健康的重要组成部分。WHO 于 1981 年制定的口腔健康标准是牙齿清洁、无龋损、无病理性疼痛、牙龈色泽正常、无出血征象。2007 年新版标准进一步系统化，强调口腔健康应包括无口腔颌面部慢性疼痛、口咽癌、口腔溃疡、先天性缺陷（如唇腭裂）、牙周（牙龈）病、龋病、牙齿丧失以及影响口腔的其他疾病和功能紊乱。

　　健康促进的定义，即运用行政的或组织的手段，广泛协调社会各相关部门以及社区、家庭和个人，使其履行各自对健康的责任，共同维护和促进健康的一种社会行为和社会战略。健康促进包括健康教育、健康保护和疾病预防三个方面。口腔健康促进是健康促进的一部分，指为改善环境使之适合于保护口腔健康或使行为有利于口腔健康所采取的各种行政干预、经济支持和组织保证等措施。口腔健康促进是为提高大众口腔健康管理能力而提供的广泛社会和环境干预，通过消除危险因素、防治口腔疾病，从而维护口腔健康，提高生活质量。口腔健康促进是从组织上、经济上创造条件，并保证群体或个体得到适宜的口腔疾病预防措施。卫生行政领导在口腔健康促进中起着决定性的作用，各级医务人员则主要在有效的预防方法和口腔健康行为指导方面起主导作用，两者在实际工作中相辅相成，相互促进，缺一不可。

考点及重点　口腔健康促进的概念

二、口腔健康促进的组成与任务

（一）口腔健康促进的组成

　　口腔健康促进包括口腔健康教育、口腔健康保护和口腔疾病预防三部分组成。三者相互联系和相互

促进，在个体、群体和社区口腔健康促进中都具有重要作用。

1. 口腔健康教育　是口腔健康促进的核心组成部分，是一个过程，并不是一个结果，与口腔三级预防均相关。

2. 口腔健康保护　是行政职能和财政支持以及相关的法规和政策等，是群众口腔健康的基本保证，目的在于促进健康和预防疾病。它的使命是减少人们受到环境危害、不安全或不健康行为危害的可能性。

3. 口腔疾病预防　口腔疾病预防在口腔健康促进中起着重要作用，以口腔疾病的一级预防为基础。

（二）口腔健康促进的任务

口腔健康促进的任务主要有五个方面：①制定危险因素的预防政策，例如支持相关的科学研究、加强口腔信息监测系统建设等；②制定有效的、有相关部门承诺的政策，预防有上升趋势的口腔健康高危险因素；③加强各级部门合作，增强控制口腔危险因素的能力，提高公众的认知程度和预防意识；④协调政府、社会团体和个人的行动；⑤组织社区口腔健康促进示范项目。

第二节　口腔健康促进的途径、实施与评价

一、口腔健康促进的途径

1. 全民途径　即在社区开展口腔健康促进活动的预防措施，可使得该社区所有人群都能获益。例如自来水氟化防龋项目。通过调整社区自来水中氟的浓度，使社区中每人能从中获得预防龋病的益处。

2. 高危人群途径　即在开展口腔健康促进活动时，选择针对龋病高危人群的预防措施和方法。例如对有深窝沟的适龄儿童开展窝沟封闭，进而预防龋病。

3. 共同危险因素途径　即部分不利健康的因素，也是其他慢性病的危险因素。如大量摄入甜食和吸烟等，既危害口腔健康，也危害全身健康，需口腔医务人员与其他专业医务人员一起采取措施，促进人们的口腔健康和全身健康。

二、口腔健康促进的实施

（一）口腔健康促进的计划

1. 确立口腔健康促进目标

口腔健康促进的实施之前首先要制定计划口腔健康目标。口腔健康目标包括口腔健康教育目标，改进健康状况的目标，减少危险因素的目标、改进服务与防护的目标和提高公众和专业人员认识的目标。

2. WHO 全球口腔健康促进优先行动计划

（1）口腔健康与氟化物应用：WHO 支持在发展中国家广泛应用含氟牙膏，尤其是为社会弱势群体提供价格低廉的含氟牙膏。

（2）口腔健康与饮食营养。

（3）口腔健康与烟草：例如制订远离烟草的计划，采取戒烟控烟等措施。

（4）校园口腔健康与健康促进：例如研究并开展高水平的学校口腔卫生项目。

（5）儿童和老年人的口腔健康。

（6）口腔卫生体系建设：包括人力、物力和财力的投入；建设社区卫生中心和口腔卫生信息网络。

（二）口腔健康促进的实施

口腔健康促进的实施是根据口腔健康目标，采取有效的方法及措施，以获得预期的结果。包括制订

日程、组建机构、培训人员、配备设备材料和控制质量五个方面。

三、口腔健康促进的评价

评价是科学管理的重要措施，也是项目成败的关键，应贯穿项目的全过程。

（一）评价的主要内容

①疾病预防的效果评价，观察口腔健康状况的变化；②健康教育效果的评价（本章第四节）；③口腔健康保护的评价，即评价健康投入、卫生工作方针和政策的变化。

（二）评价的基本程序

2002 年 WHO 推荐使用口腔健康项目的综合评价模式，流程如下表（图 10-1）。

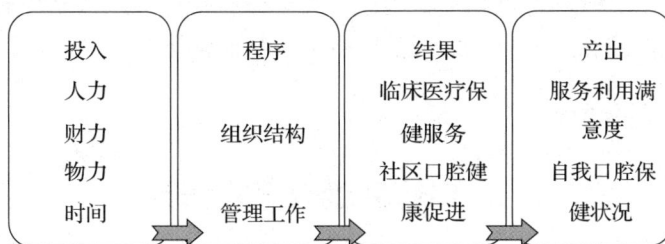

投入	程序	结果	产出
人力		临床医疗保	服务利用满
财力	组织结构	健服务	意度
物力		社区口腔健	自我口腔保
时间	管理工作	康促进	健状况

图 10-1　口腔健康项目的综合评价模式流程图

（三）评价的基本要素

口腔健康促进的评价中有两个基本要素：确定标准和获取信息。用于判断健康促进干预的价值标准有五个，即效果、适合性、可接受性、效率和平等。

（四）评价的分类

评价通常分为过程评价、影响评价与结果评价。

1. 过程评价　即评价项目实施的过程，是评估可接受性的一种方法。它提出参与者对健康促进干预的理解与反应，确定支持或阻止这些活动的因素。因此，也可以用于评估口腔健康促进项目的适合性与平等性。

2. 影响评价　是项目的最后步骤。例如，一个学校口腔健康促进项目近尾声时，邀请学生分享在此项目中他们的改变，以及对他们未来行为的影响。此评价实施简单，使用广泛。

3. 结果评价　是对项目所涉及的长期作用的评价，比较项目前后与健康有关的行为变化，或比较项目组与对照组人群的知信行、口腔健康状况及影响因素的变化。此评价实施复杂困难，花费较多。

链接

全国儿童口腔疾病综合干预项目

为提高儿童口腔健康水平，国家部委于 2008 年设立中西部地区儿童口腔疾病综合干预项目，后扩大为全国儿童口腔疾病综合干预项目。在项目地区建立儿童口腔卫生工作机制，对适龄儿童开展各项口腔健康行动，培训基层口腔卫生专业人员，建立基层口腔保健队伍。第四次全国口腔健康流行病学调查结果显示，项目地区 12 岁儿童的患龋率、DMFT、DT 等指标都低于非项目地区儿童，口腔卫生习惯、糖摄入习惯和口腔卫生知识等方面也优于非项目地区儿童。

第三节　口腔健康教育

一、口腔健康教育的概念

健康教育是通过有计划、有组织、有系统的教育活动，促使公众自觉地采取有利于健康的行为和生活方式，预防和控制疾病、促进健康。口腔健康教育是健康教育的重要组成部分，是通过有效的传播口腔保健知识和技术，鼓励人们建立正确的口腔健康意识，提高自我保健能力，主动采取有利于口腔健康的行为，预防口腔疾病，促进口腔健康。口腔健康教育的目的是增长人们的口腔健康知识，理解、接受并能付诸相关实践。

口腔健康教育是口腔公共卫生工作的基础，是推行口腔预防措施、实现自我口腔保健、建设精神文明所必需的。口腔健康与全身健康息息相关，因此口腔健康教育应该纳入健康教育之中，以增加公众的口腔健康知识，提高口腔保健意识，建立口腔健康行为，从而促进全身健康。

考点及重点　口腔健康教育的概念

二、口腔健康教育的任务

口腔健康教育的任务主要有以下五个方面：①提高社会人群口腔预防保健的知识水平；②深化教育内容，扩大教育层面；③引起社会各界的关注，寻求更多资源；④宣传政府制定的维护口腔健康的方针和政策，推动口腔疾病防治方案顺利进行；⑤传递口腔健康新进展，积极推广口腔保健的新措施和新技术。

三、口腔健康教育的方法

（一）借助大众传媒

通过网络、报刊、微博、微信、街头展板与宣传橱窗等大众传媒传播口腔健康信息，反复强化公众已有的口腔卫生知识。大众传媒的优点是覆盖面大，能快速吸引公众注意到有待解决的口腔健康问题。例如在全国爱牙日活动中，通过发挥大众传媒的作用，每年推出不同的宣传主题，均取得了良好效果。

（二）组织社区活动

通过在街道、乡镇或单位（企业、学校、机关）等开展有组织的活动，提高人们对口腔健康的认识，引起兴趣并产生愿望，从而强化口腔健康服务资源的利用。例如进行口腔健康调查，了解对口腔健康的需求等。

（三）组织小型讨论会

包括社区座谈会、专家研讨会、专题讨论会、听取群众意见会等。参与主体应是不同阶层的群众。例如推广某项口腔保健的新技术，讨论会应有不同观点的专业人员和新闻媒介参加。在学校开展某项口腔保健项目，应邀请校长、教师、家长与学生代表共同参加讨论。小型讨论会既是健康教育的方式，也是调查研究的方式。

（四）个别交谈

口腔专业人员就口腔健康问题和预防保健问题与就诊患者、儿童家长或社区保健人员等进行单独交谈、讨论。个别交谈是双向信息交流，针对性强，讨论深入，效果好。例如患者就医时的椅旁教育就属于个别交谈。在交谈中应注意，医生的角色是良师益友，而不能以教育者自居。

以上各教育方法均有优势和不足，不能互相取代。应根据不同的环境和情况选择不同的方法，才能取得较好的教育效果。

四、口腔健康教育的计划

计划是为了保证目标的实现，因此要全面、严谨，应考虑以下步骤：

1. 确定与口腔健康有关的问题 主要从以下五个方面发现问题并确定问题的性质：①调查相关的社会问题，如职业、个人收入和教育水平等；②分析病案材料和流行病学调查资料，如患病率、龋病或氟斑牙等口腔问题的分布范围；③确定相关的文化背景和社会行为问题，如目标人群的一般状况资料，关于口腔健康保健的知信行等；④确定口腔健康教育的问题；⑤确定有关口腔健康的管理问题。

2. 制订口腔健康教育的目标 在问题确定之后，制订可以达到和可以测量的口腔健康教育目标，目标应包括四个基本内容：特定人群、具体指向、可被衡量的尺度和目标预期实现的时间。

3. 确定实现目标的策略 ①进一步明确教育目标；②通过选择合适的方法推动教育活动；③确定教学技术、教学行为以及各项资料；④教育者与受教育者共同参与实践。

五、口腔健康教育的实施

（一）口腔健康教育实施方法

口腔健康教育可以通过以下方法实施与监督：

1. 主动学习：学会如何分析和确定口腔健康及其相关问题。

2. 信息传达到位：口腔健康信息便于传达到社区的每个人，为口腔健康教育提供时间与空间。

3. 推荐可供选择的解决办法：这些办法适合于那些已经有过提供者与接受者的社区，共同努力确定的口腔健康及其有关问题。

4. 强调进行有效交流的重要性：双向交流比单向交流效果更好。

5. 简化目标：抓重点目标，制作易理解、易实现和可接受的口号或海报，且在社区能监督执行的。

6. 针对不同人群准备手册或讲稿：特别是针对高危人群或特殊群体，应准备口腔健康教育手册或讲稿。

7. 现场示范或模拟个人与家庭口腔保健的适宜技术。

8. 建立个人与社区参与监督过程的标准与方法。

9. 监督口腔健康教育内容取得的效果。

10. 在口腔卫生保健项目中建立与其他相关单位的合作。

11. 口腔健康教育项目应是社区卫生发展项目的一部分。

12. 定期随访与复查。

考点及重点 口腔健康教育的策略与实施方法

六、口腔健康教育的评价

评价是口腔健康教育的一部分，是对教育结果的一个价值判断。通过有效评价能了解教育信息是否得到有效传递，受教育者是否接收和理解，是否采取了某些行动。

（一）评价的内容

口腔健康教育评价的内容包括：口腔健康教育目标达到的程度，项目的计划与内容是否合理有效，以及项目的投入与效益是否科学，具体如下。

1. 口腔健康意识的变化 口腔健康意识是人们对有关口腔健康问题的一种思维、感觉和心理上的综合反应，一般体现在发现口腔健康问题后的反应，如对口腔医疗保健的需求、对口腔健康教育资料的需求等。

2. 口腔健康知识的变化　口腔健康知识是行为改变的前提和动力，是对口腔健康信息学习的过程。一般采取问卷调查的方法来了解目标人群口腔健康知识的掌握程度。

3. 对口腔健康问题所持态度的变化　态度是行为改变的准备状态，是对人、对事、对物的心理与感情倾向，态度的固有性质是对人、对事、对物的评价，多用"喜欢、不喜欢""热爱、不热爱""相信、不相信"等反义词来判断。这种方法通过观察群体态度的变化，评价口腔健康教育项目、预防措施和口腔健康教育者的工作等。

4. 口腔健康行为的变化　行为是对知道并相信的东西付诸行动，行为的动力来自信念，信念是相信某种现象或物体是真实的。因此坚信口腔健康科学知识的人，无疑会促进健康行为的形成。但也有许多人存在知而不行的现象，说明从知到行之间有着十分复杂的心理变化，受多种因素的影响，这体现了人们价值观的自相矛盾。帮助受教育者认识这种情况，促进知行合一是一项重要的健康教育任务，也是口腔健康教育的难点所在。

评价行为变化，多采用调查问卷形式，例如使用选择式、填空式和答题式的问题形式。应注意问卷要有准确性，以免统计分析时造成困难。问卷调查的抽样方法应遵照流行病学调查原则，如果目标人群文化水平低，可采取访谈式问卷调查。

（二）评价的时间

1. 在口腔健康教育之前　了解个人与社区人群的口腔健康需求与兴趣，收集、分析、整理作为流行病学的基线资料。

2. 在教育期间　了解项目进展情况，获取反馈信息，适当调整现行项目。

3. 在教育之后　评价教育的效果，重新发展和改进教育项目。

（三）评价方法

对教育的评价可通过书面测试、自我评价和个别交流来实行，在对收集的资料进行统计学分析后，做出总结报告，最后得出结论。

链接

口腔健康教育规范化研究项目

为响应"科普强国"号召，中华口腔医学会设立口腔健康教育规范化研究项目，自 2015 年起，先后设计制作针对 6 个年龄组（孕产妇婴幼儿、学龄前儿童、小学生、中学生、中年人和老年人）的口腔健康教育材料，出版了《口腔健康一生关注》全生命周期口腔保健指导用书，同时，中华口腔医学会主办了"健康口腔微笑少年"规范化口腔健康教育推广项目。此项目不仅在提升大众的口腔健康水平中发挥了重要作用，也培训出了大量优秀的口腔健康教育志愿者。

❓ 思 考 题

1. 口腔健康促进的概念和目的是什么？
2. 口腔健康促进的任务是什么？
3. 口腔健康教育的方法有哪些？

本章数字资源

第十一章　口腔卫生服务与社区口腔卫生服务

📋 案例

2015 年，国家卫生和计划生育委员会组织开展的第四次全国口腔健康流行病学调查发现，5 岁儿童龋齿中经过充填治疗的牙齿比例为 4.1%。12 岁儿童龋齿中经过充填治疗的牙齿比例为 16.5%。这一数据较 10 年前上升了近 50%，说明儿童家长对口腔卫生服务的利用水平在不断提升。

问题：1. 口腔卫生服务是什么？

　　　2. 如何增加口腔卫生服务的利用？

第一节　口腔卫生服务需要、需求与利用

口腔卫生服务是指口腔卫生系统借助一定的口腔卫生资源，向居民提供的口腔预防、保健好人修复等各种活动的总称。

一、口腔卫生服务需要和需求

口腔卫生服务需要是指由于居民实际的口腔健康状况与 WHO 提出的口腔健康标准之间存在差距，导致其对口腔预防、医疗、修复等方面的客观需要。包括拔牙、补牙、种牙等口腔医疗服务需要和定期口腔检查、窝沟封闭、局部用氟等口腔预防服务需要。口腔卫生服务需求是指居民主观上愿意且从经济上有能力接受的口腔卫生服务的量。二者既不同又密切相连。口腔卫生服务的需要是客观存在的，但需求却是主观的。口腔卫生服务需求多由口腔卫生服务需要转化而来。

二、口腔卫生服务利用

口腔卫生服务利用是居民实际上接受的口腔卫生服务量，是口腔卫生机构实际上为群众提供的口腔卫生服务量和工作效率。因接受口腔卫生服务的目的不同，口腔卫生服务利用分为三种类型：①定期接受口腔卫生服务型；②有问题接受口腔卫生服务型；③不定期接受口腔卫生服务型。

由于人们对自己口腔健康问题重视不足，或受经济因素、时间因素等影响，我国口腔卫生服务需要和实际利用之间差距较大。随着国民经济的不断发展，人民生活水平普遍提高，口腔医学知识广泛普及，部分居民对口腔健康的日益重视。但大部分人口还是出现明显的口腔疾病症状后才寻求就医，与发达国家相比仍存在明显差距。

针对以上问题，我们必须采取有效措施，切实将居民对口腔卫生需要转化为口腔卫生需求，再进一步转化为群众对口腔卫生服务的利用。

1. 加强政策引导　动员各级政府部门的重视和参与，将其作为深化医药卫生体制改革，改善民生的内容之一。

2. 加强健康促进　通过多种途径普及口腔疾病防治知识，提高群众对口腔健康的重视程度。

3. 加大政府投入 多渠道筹措资金，提高群众支付能力，例如将口腔卫生服务纳入医疗保险和商业保险等。

第二节 社区口腔卫生服务的概念、任务和原则

一、社区口腔卫生服务的概念

社区卫生服务是以基层卫生机构为主体，以人的健康为中心，以满足基本卫生服务需求为目的，融预防、医疗、保健和健康教育等为一体的基层卫生服务。社区卫生服务包括社区口腔卫生服务。社区口腔卫生服务的目标是改善与提高社区人群口腔健康状况，以社区的社会经济与文化为背景，从社区的实际需要与可能出发，依托社区卫生服务体系，并以社区群体预防保健为主要手段，为社区居民提供最基本的口腔卫生保健服务。

链接

社 区

德国学者滕尼斯（F.Tonnies）最早提出社区的概念，即以家庭为基础的历史共同体，是血缘共同体与地缘共同体的结合。我国社会学家费孝通则把社区规定为若干社会群体或社会组织聚集在某一地域里所形成的一个生活上相互关联的大集体。WHO 认为，一个有代表性的社区，人口数为 10 万～30 万，面积在 5000～50 000km^2。实际上"社区"在国际上的应用范围并不完全统一，大到某个领域的国际社会，小到某个居委会甚至乡镇、村。我国一般认为在农村社区范围为乡镇，在城市社区范围为街道。

二、社区口腔卫生服务的任务和基本原则

（一）社区口腔卫生服务的任务

1. 采用口腔健康教育和健康促进，口腔保健和健康管理及口腔疾病的"三早预防"等措施，提高人口素质和人群口腔健康水平、延长健康寿命、提高生活质量。

2. 为社区居民提供适宜的口腔疾病预防技术，使居民获得基本的口腔卫生服务，以满足社区居民日益增长的口腔卫生服务需求。

3. 通过社区口腔健康教育与促进，使社区成员均养成良好的口腔卫生习惯和口腔健康行为。创建口腔健康、全身健康的健康社区。

4. 保证区域卫生规划的实施，保证医疗卫生体制改革和城镇职工基本医疗保险制度改革的实施。

5. 完善社区口腔卫生服务机构的功能。

（二）社区口腔卫生服务的基本原则

1. 坚持为社区居民服务的宗旨，把社会效益放在首位。

2. 坚持政府领导，各部门协同，社会广泛参与，多方集资，公有制为主导的原则。

3. 坚持预防为主，防治结合的方针。

4. 坚持以区域卫生规划为指导，合理配置并充分利用现有口腔卫生资源。

5. 坚持社区口腔卫生服务与社区发展相结合，保证社区口腔卫生服务可持续发展。

6. 坚持因地制宜、分类指导、以点带面、逐步完善的工作方针。

考点与重点 社区口腔卫生服务的任务和基本原则

三、社区口腔卫生服务的内容

（一）社区口腔健康教育

1. 普及口腔疾病防治知识，提高自我口腔保健能力　内容包括家庭自我口腔保健知识、口腔常见疾病的病因、早期症状和早期治疗的意义等。应特别关注社区普遍存在的口腔健康问题和重点人群。

2. 提倡健康的生活方式　针对社区人群口腔健康的主要危险因素，开展形式多样的口腔健康教育与健康促进活动，教会居民初级口腔保健技能，纠正不利于口腔健康的行为和生活方式。

3. 协助有关部门动员全社会参与　通过线上线下宣传途径与资源，配合开展其他专题的口腔健康教育和宣传等活动，广泛动员全社会的参与。

（二）社区口腔预防

社区口腔预防以"预防为主"为指导思想，以一级预防为主，坚持多级预防，防治结合。注重因地制宜，以口腔医生为骨干，社区卫生团队人员相互配合协作，共同完成口腔疾病预防工作。选择社区口腔疾病具体预防措施应遵循的原则，应包括：①人群中广泛存在并对口腔健康构成威胁的危险因素；②有明确的技术界定和适用范围；③可监测、有效果、有依据；④能降低已知危险因素的暴露；⑤有条件、简便易行，群众易接受；⑥符合卫生经济学评价。

社区口腔预防多采用局部涂氟、预防性树脂充填、窝沟封闭、非创伤性修复治疗、洁牙等口腔疾病预防适宜技术，采用门诊固定式服务和团队流动式服务两种。

（三）社区口腔医疗

社区口腔医疗是个人为中心、家庭为单位、社区为范围的连续性和人性化的口腔医疗服务，由社区口腔医生以门诊为主要形式，为社区居民提供的基本口腔医疗服务。内容包括：①提供口腔疾病的基本诊疗服务，包括常见病、多发病和诊断明确的口腔疾病；②开展口腔疾病在社区卫生服务中心（服务站）与综合医院口腔科、口腔专科医院之间双向转诊服务机制；③提供电话预约、特需服务、口腔急症处理等特殊服务；④建立社区居民口腔健康档案。

（四）社区口腔保健

社区口腔保健主要包括婴幼儿口腔保健、学龄儿童口腔保健、老年人口腔保健和特殊人群的口腔保健等。社区口腔保健是以初级口腔卫生保健为主的综合性保健。

1. 社区儿童口腔保健　①提供婴幼儿口腔生理和口腔卫生维护等知识和指导，建立出生后 6 个月首次口腔检查制度；②提供学龄前期儿童牙、颌、面部的发育，牙萌出和替换、营养和饮食习惯教育等知识与指导；③开展学龄期儿童口腔健康教育和检查工作；④提供儿童口腔常见病、多发病预防保健知识与指导；⑤向残障儿童及其监护人提供口腔保健指导和预防诊疗服务。

2. 社区妇女口腔保健　①开展妊娠期口腔习惯的指导与咨询活动；②开展产前、后期产妇营养与婴幼儿口腔保健的指导；③开展不同年龄段妇女口腔保健的指导；④配合有关医疗保健机构开展妇女疾病中口腔疾病方面的筛查。

3. 社区老年人口腔保健　①了解老年人口腔健康基本状况；②指导老年人进行口腔疾病预防和自我保健；③定期开展口腔保健及口腔康复的服务。

（五）社区口腔康复

社区口腔康复主要针对社区中的患者、老年人和残疾人等特定人群提供口腔卫生服务。内容包括：①了解特定人群的口腔卫生保健和康复需求，指导他们提高自我口腔保健能力；②提供口腔疾病的基本诊疗、牙列缺损与缺失的修复等服务。

（六）社区口腔卫生信息管理

社区口腔卫生信息管理是通过制订社区口腔卫生服务信息的收集、整理、统计、分析和报告制度，建立和建设社区口腔卫生服务数据库，分析和定期编辑口腔健康监测报告的资料等。内容包括：基本情况、社区口腔卫生服务能力情况、人群主要口腔疾病情况、工作开展情况。

社区口腔卫生服务的基本内容是相互联系、有机结合在一起的。针对同一社区的人群或个体，社区口腔卫生服务所提供的是综合性、连续性、整体性、协调性的一种基本的口腔卫生服务。

考点与重点　社区口腔卫生服务的内容

医者仁心

创新服务模式，当好群众"口腔健康守门人"

2019 年初，四川大学华西口腔医院联合成都锦江区卫生健康局开展口腔家庭医生服务项目试点工作，组建 28 个口腔家庭医生团队，以家庭为单位，开展口腔健康宣教、签约服务、健康档案建立、基本口腔医疗、双向转诊、随访等服务；签约近 1000 户家庭，评估 3000 多名居民的口腔健康状况。四川大学华西口腔医院院长叶玲教授表示，通过整合口腔医疗资源，做好群众的口腔健康管理，减少和预防口腔疾病的发生，为健康中国建设贡献智慧和力量。

第三节　社区口腔卫生服务计划的制订、实施和评价

社区口腔卫生服务通常以口腔卫生项目的形式出现，包括制订、实施和评价三个基本要素，三者融会贯通、互相关联、共同促进、缺一不可。

一、社区口腔卫生服务计划的制订

（一）社区口腔卫生调查和社区诊断

1. 社区口腔卫生调查　又称基线调查，是指在社区某一特定人群中，采用一定的调查方法收集研究所需资料的过程。社区口腔卫生调查目的如下：①发现社区的口腔卫生问题，确定社区口腔卫生需要和需求及优先顺序；②判断造成社区口腔健康问题的原因；③寻找和挖掘资源；④提供进行社区诊断的依据；⑤准备社区口腔卫生服务计划所需的相关资料。社区口腔卫生调查的内容是社区人口学资料、社区自然和社会环境因素、社区居民口腔健康状况、社区口腔卫生服务需要与需求状况、社区口腔卫生资源及服务能力等。社区口腔卫生调查的基本方法是卫生统计学和流行病学方法。

2. 社区诊断　在社区口腔卫生调查的基础上，对社区口腔健康状况、人群口腔健康的危害因素、人群对口腔卫生服务的需求与利用及社区口腔卫生资源等情况所进行的综合分析和判断，即社区诊断，是开展社区口腔疾病防治工作的基础和前提。

社区诊断的目的：确定社区主要的口腔健康问题及优先顺序；分析问题产生的原因及影响因素；寻找可以解决问题的社区资源；为制订符合社区需要的口腔卫生计划提供依据；争取社区各利益相关集团的广泛参与。社区诊断分为收集资料、分析资料、撰写社区诊断报告三项程序。

（二）社区口腔卫生服务计划的主要内容

社区口腔卫生服务计划是在社区口腔卫生调查和社区诊断的基础上，在本社区环境和资源允许的条

件下，所制订的社区口腔卫生服务目标和措施方案。目的是解决社区主要口腔卫生问题，满足社区居民基本口腔卫生服务需求为目的，提高社区居民口腔健康水平。社区口腔卫生服务计划是社区口腔卫生服务工作的指南。

社区口腔卫生服务计划的主要内容包括：①确定工作目标；②确定实施地点、时间和对象；③制订实施方法与策略；④制订切实可行的质量控制措施；⑤确立评价指标和标准；⑥评价现有资源，做出详细经费预算。

（三）制订社区口腔卫生服务计划的步骤

1. 做好准备工作，包括对社区居民的口腔健康需求、影响因素和变动趋势作出分析；争取多部门多领域人员参与。
2. 明确社区面临的口腔卫生问题和优先解决的问题。
3. 根据重点问题确定预期目标和实现目标，制定目标应遵循可实现性、可测量性、时间性和具有挑战性的原则。
4. 社区的资源和条件为依据，制订实现目标的策略。
5. 确定干预措施。
6. 根据目的采用定性和定量相结合的方法收集资料。
7. 确定具备开展社区口腔卫生服务的能力和条件的实施机构。
8. 制订工作计划，计划应包括具体措施、方法和步骤。

二、社区口腔卫生服务计划的实施

根据已制订的社区口腔卫生服务计划，通过有效的措施实现计划中的预期目标，获得预期结果的过程，称为社区口腔卫生服务计划的实施，包括以下5个环节。

（一）制订计划实施的日程表

日程表不但是各项任务的计划安排，也是项目过程评价的依据。

日程表应包括时间、地点、内容、实施人员、经费预算和特殊需求等，其中时间安排和经费预算是重点。

（二）组建实施的组织机构

计划实施前应分别组建领导机构和执行机构。领导机构负责社区口腔卫生服务的组织协调，提供政策支持以及解决在实施过程中遇到的问题。执行机构则是负责操作和实施社区口腔卫生服务计划的机构，按照计划中的活动内容和步骤开展活动。

（三）培训实施计划的现场工作人员

保证社区口腔卫生服务质量的关键在于对现场实施工作人员的培训。培训内容应包括项目涉及的专业和相关知识、各种指标含义、指标测量的方法和技术的培训等。

（四）配备实施所需设备及材料

项目实施前应落实所需的各种仪器、设备及材料。尽可能地利用社区内现有的资源。

（五）控制实施计划的质量

为了减少误差，实施过程的操作方法和指标的测量要尽可能标准统一。在实施过程中不断发现问题、解决问题。质量控制包括监督活动进程、监督活动内容和监督活动经费三个方面。在实施过程中，应加强质量控制、组织、管理和监督工作，及时进行阶段性评估，必要时调整实施计划。

三、社区口腔卫生服务计划的评价

社区口腔卫生服务项目的评价内容包括以下六个方面。

（一）适宜程度

评价所制订的项目计划和措施是否符合国家的卫生工作方针、政策，是否可行，是否适应社区居民的口腔卫生服务需求，是与目标之间存在必然联系等。

（二）足够程度

评价制订的项目计划是否具体，是否能够满足社区内居民需求，是否充足和适当地利用社区卫生资源，是否确定了明确的具体指标等。

（三）进度

检查实施过程是否按计划进行。若未完成，找出存在的问题，及时反馈和解决。

（四）效率

评价实施计划所取得的成果与所投入的人力、财力、物力、技术支持以及时间相比是否合理。

（五）效果

效果评价应包括实施措施所达到的结果、居民满意度调查、成本效果和成本 – 效益分析等。效果目标达到程度应采用数字来表示，以便对成果进行定量分析。

（六）影响

计划实施后对提高社区口腔健康水平和居民生活质量所起的作用，对促进社会经济发展做出的贡献和产生的影响。对社区口腔卫生服务项目进行评价是一项持续性工作，尤其是对影响的评价，需要在项目计划实施较长时间后，才能显现结果。

社区口腔卫生服务项目评价的指标通常包括卫生管理指标、社会经济指标、口腔卫生服务状况指标、口腔卫生保健指标和口腔健康状况指标等。评价的方法可采用卫生统计学、卫生经济学、社会学调查和社会市场分析法。

? 思 考 题

1. 社区口腔卫生服务的任务和原则是什么？
2. 社区口腔卫生服务的内容是什么？
3. 制订社区口腔卫生服务计划的步骤是什么？

本章数字资源

第十二章　口腔医疗保健中的感染与控制

📋 案例

2015 年 7 月 1 日，澳大利亚报道，悉尼四家牙医诊所因为卫生条件及消毒设备不合格，使约 1.2 万名就诊患者面临感染艾滋病及肝炎病毒的风险。新加坡卫生部（MOH）在 2018 年 12 月发表声明：陈笃生医院告知有 8 套牙科器具未经过最后阶段的消毒灭菌过程，可能被使用在 8 名患者身上。

问题：1. 口腔医疗保健中，常见的感染性疾病有哪些？
　　　2. 口腔医疗保健中，医院感染控制的措施和方法有哪些？

第一节　口腔医疗保健中的感染传播及感染疾病

医学实践中的感染问题是当前医学发展中存在的重大问题，也是医学界及社会各界十分关注的问题。近年来，随着医疗保健范围的不断扩大，医疗保健相关感染逐渐受到重视。世界卫生组织（WHO）对医疗保健相关感染的定义为：患者在进入医院或其他医疗保健机构时不存在或不处于潜伏期，在接受治疗过程中获得的感染，或医务人员在医疗环境中履行职责时获得的感染。感染可发生在医院、门诊、透析中心、康复机构、疗养院等任何诊疗场所，其中口腔科是一个多种细菌存在的诊疗环境。医护人员频繁接触最易传播疾病的患者的血液和唾液；诊疗过程中频繁使用尖锐器械，易引起意外刺伤；高低速手机和超声波洁牙机在使用过程中，产生大量含有致病性微生物的喷雾，造成环境污染等。因此，口腔科的感染控制不仅可以避免医护人员自身遭受疾病的侵袭，同时避免了感染给患者带来的痛苦，在医疗实践中具有重要意义，也是医疗质量控制的核心之一。

一、感染的传播

感染是病原体与人体之间相互作用、相互斗争的过程，又称为传染过程。临床环境中感染的发生与传播需通过三个环节，即感染源、感染传播途径和易感人群。

（一）感染源

感染源指体内有病原微生物生存、繁殖并可污染环境的宿主（人、动物）或场所。感染源包括患者、病原体携带者、动物传染源和某些带菌（病毒）的场所。口腔诊疗中的感染源主要有：患者和病原体携带者、污染的环境、污染的口腔器械。

1. 患者和病原体的携带者　患有传染性疾病的患者或者口腔医务人员以及病原体携带者。病原体携带者的唾液和血液中存在大量的细菌或病毒，但不易被发现，因此此部分人群是口腔医疗实践中应引起特别关注的危险人群。

2. 污染的环境　高速涡轮手机、超声波洁牙机产生的水雾混有患者的血液和唾液，可形成气溶胶污染周围的空气和物品表面，在有限的空间内更容易造成交叉感染。

3. 污染的口腔器械 被污染的口腔器械如未经严格消毒灭菌又用于其他患者，可引起患者间的交叉感染。

考点与重点 口腔诊疗中的感染源

（二）感染传播途径

病原体离开感染源后，经过一定的方式再侵入其他易感者所经过的途径和媒介称为感染传播途径。口腔医疗实践中，感染传播途径包括接触传播、飞沫传播、空气传播。

1. 接触传播 是指通过接触的形式将病原体传播给易感者。接触传播是医院感染最主要最常见的传播途径。根据病原体离开传染源侵入机体前是否在外环境停留的特点，可将接触传播分为直接接触传播和间接接触传播。

（1）直接接触传播：感染源直接将病原微生物传播给易感者。直接接触传播的主要途径是易感者直接接触血液或其他血液污染的体液（如唾液）。口腔医务人员反复暴露于血液与唾液中，尽管有时唾液中无肉眼可见的血液，也可能已被血液污染，引起血源性疾病直接传播的风险较高，因此手套是口腔检查与治疗必不可少的防护用品。

（2）间接接触传播：易感者不是直接接触感染，而是通过接触被污染的医疗设备、器械和日常生活用品而造成的传播。病原微生物从感染源经由医护人员污染的手传给新宿主是口腔医疗实践中最常见间接接触传播。牙椅冷光源把手、手动升降开关等往往因使用频率高、消毒灭菌又常被忽视和遗忘，形成较为常见的间接传染源。此外，污染而未消毒的印模、模型、水龙头、电器开关、抽屉把手、鼠标、键盘等都有可能成为传播媒介。其中消毒与灭菌不当的口腔设备和器械，是最危险的间接接触传播媒介。

2. 飞沫传播 感染源通过呼气、打喷嚏、咳嗽时产生带有病原微生物的小飞沫（直径 > 5μm）在空气中短距离（1m 以内）移行后移植到易感人群的上呼吸道或眼结膜处而导致的疾病传播，称为飞沫传播。飞沫传播只能感染附近的密切接触者，是一种近距离传播。

3. 空气传播 病原微生物的微粒子经由悬浮在空气中的微粒如飞沫核（≤ 5μm）、菌尘来传播感染的方式。这种微粒能在空气中悬浮较长时间，并以气溶胶的形式漂浮到较远处，增加了无接触传播的风险。

医者 仁心

传染病患者的守护天使——王新华

原解放军第三○二医院护士长王新华以精湛的护理技术为患者提供优质服务，曾圆满完成抗击非典、抗震救灾、援非抗埃等多项急难险重任务。在被称为最凶险的病毒——埃博拉病毒暴发期间，在塞拉利昂，王新华和队友用最短的时间把医院改变成具备收治烈性传染病埃博拉的专科医院，并为塞拉利昂留下了一支"带不走的传染病防护队伍"。在与传染病斗争的 27 年中，王新华护理了 60 多种感染性疾病和 39 种法定传染病患者，出现在绝大多数重大传染病疫情的主战场。2015 年，王新华获得第 45 届南丁格尔奖章。她说"我们为这个特殊的群体提供帮助，我们也获得了更大的职业满足感。"

（三）易感人群

易感人群指对某种疾病或传染病缺乏免疫力的人群。很多因素可以影响一个人对病原体的敏感水平，因而增加感染的危险性和严重性。如营养状况、激素水平，正在接受的治疗措施如化疗，患有的疾病如糖尿病。免疫状态也是影响易感性的重要因素。

二、口腔医疗保健中的感染

在口腔医疗保健中，可经接触和空气传播的主要疾病如下（表 12-1，表 12-2）。

表 12-1　经接触传播的主要病原微生物与疾病

病原微生物	疾病
乙肝病毒（HBV）	乙型病毒性肝炎
丙肝病毒（HCV）	丙型病毒性肝炎
丁肝病毒（HDV）	丁型病毒性肝炎
单纯疱疹病毒 I 型	单纯疱疹
单纯疱疹病毒 II 型	单纯疱疹
人类免疫缺陷病毒（HIV）	艾滋病
淋病双球菌	淋病
梅毒螺旋体	梅毒
铜绿假单胞菌	化脓感染
金色/白色葡萄球菌	化脓感染
破伤风杆菌	破伤风

表 12-2　经空气传播的主要病原微生物与疾病

病原微生物	疾病
水痘病毒	水痘
麻疹病毒	麻疹
风疹病毒	风疹
流行性腮腺炎病毒	流行性腮腺炎
流感病毒	流感
结核分枝杆菌	结核
化脓性链球菌	化脓性感染

（一）艾滋病

1. 疾病概述　艾滋病是获得性免疫缺陷综合征（acquired immune deficiency syndrome，AIDS）的简称，系由人类免疫缺陷病毒（HIV）引起的以细胞免疫缺陷为主的一种继发性免疫缺陷病。临床上主要表现为严重的免疫缺陷，伴有多种感染或继发性肿瘤，最后导致死亡。AIDS 由于传播快、死亡率高以及目前尚没有控制和治疗的有效措施，而成为当今世界关注的焦点，被列为最危险的疾病之一。我国HIV 携带者与艾滋病患者近年来已有显著增加，中国疾病预防控制信息系统传染病监测数据显示，截至2024 年 6 月 30 日，全国报告现存活 HIV/AIDS 患者 1 329 127 例，这意味着将有较多的 HIV 病毒携带者到口腔诊所就诊。

2. 艾滋病的口腔常见病损　①口腔毛状白斑；②口腔念珠菌病；③卡波西肉瘤；④非霍奇金淋巴瘤。除此之外，还包括 HIV 相关牙周病（牙龈线性红斑、急性坏死性溃疡性龈炎、坏死性牙周炎），溃疡性损害，唾液腺疾病。

3. 艾滋病在口腔临床的传播方式　艾滋病可通过性接触、血液或血液制品以及母婴传播。在口腔领域主要有两种：①直接传播，通过接触患者的血液、唾液；②间接传播，主要通过污染的器械、飞溅到皮肤或黏膜上的血液或唾液以及含有微生物的气雾。

4.艾滋病的检测　①HIV抗体检测是HIV感染诊断的"金标准"。②免疫功能检查，例如外周血淋巴细胞计数、CD4$^+$细胞计数和CD4$^+$/CD8$^+$T细胞比值。

> **链接**
>
> **中医药在艾滋病防治中的作用**
>
> 随着全球艾滋病防治的三个95%策略的实施，中医药在艾滋病的防治中也发挥着重要作用。从补脾益肺和补肾生髓方面论治，中西药联合使用有促进艾滋病患者免疫重建的作用。中医药有益气、扶正、祛邪的作用，可防可治机会性感染。在使用高效抗反转录病毒治疗（HAART疗法）的同时使用中药，具有减毒增效的作用，减轻HAART疗法不良反应，提高患者生存质量。中医药论治艾滋病的优势在于以人为整体辨证施治，药物毒副作用小，可最大程度上发挥中西医协同治疗的优势。

（二）乙型肝炎

乙型病毒性肝炎，简称乙肝，是由乙肝病毒（HBV）感染引起的一种传播范围广、严重危害人类健康的传染病，也是导致急慢性肝炎、肝硬化和肝癌的主要原因。据2006年全国人群乙肝血清流行病学调查结果统计，我国乙肝表面抗原携带者占全国总人口的7.18%。HBV是一种传染性强、传染期长的耐热病毒，可在工作台表面存活几周，95℃时要5分钟才能将其杀灭。在血液、唾液、痰、母乳、眼泪、尿液及精液中均可发现HBV，且极少量的病毒就可导致感染。在口腔临床中，乙肝病毒的传播方式主要是接触传播，直接接触患者的血液、唾液、龈沟液以及被污染的环境均可被感染。

（三）结核

结核病是由结核分枝杆菌感染引起的慢性传染病。结核分枝杆菌主要侵犯肺，称为肺结核病，除肺之外，也可侵犯肝、肾、脑和淋巴结等部位，形成肺外结核病。近年来，结核病在人群中有明显上升趋势。2010年第5次全国结核病流行病学调查显示，我国目前结核病年发患者数约为130万，占全球发病的14.3%，位居全球第2位。结核病已位居传染病之首，是影响健康的重要问题。结核分枝杆菌存在痰中，咳嗽、打喷嚏或大声说话等方式可经鼻腔和口腔喷出体外，在空气中形成飞沫，较小的飞沫蒸发成为含有结核菌的"微滴核"，长时间悬浮于空气中。若空气不流通，健康人吸入了"微滴核"，可引起感染。

（四）梅毒

梅毒是感染梅毒螺旋体引起的一种慢性、系统性的性传播疾病，梅毒螺旋体可侵犯人体几乎所有器官，临床表现复杂多样。目前，我国梅毒流行呈上升趋势。螺旋体在体外生存时间短，容易为消毒剂所杀灭。梅毒分为获得性与先天性两类。获得性梅毒有三期，一期的口腔病变为口唇、牙龈、舌头等硬结状溃疡；二期为发生在牙龈、舌头的"黏膜斑"，传染性强；三期也称为晚期梅毒，常为腭部坏死、溃疡甚至穿孔。先天性梅毒可表现为哈钦森牙、桑葚牙等。原发的硬疳和继发的皮肤病损可成为感染源，接触感染者的血液可引起疾病传染。艾滋病患者中梅毒很常见。

第二节　感染控制的措施及方法

标准预防是控制感染必须遵循的原则，是针对所有患者和医务人员所采取的一组感染预防措施。由于患者的血液、体液、分泌物、部分排泄物、破损的皮肤和黏膜均可能含有感染性因子，因此接触上述物质后必须采取预防措施，以降低医务人员与患者之间以及患者与患者之间的微生物传播的可能。标准预防的基本特点：①防止血源性和非血源性疾病的传播；②双向防护。对有明确感染或怀疑有超过标准预防可以防范的感染，根据疾病的主要传播途径采取相应的隔离措施，如接触隔离，飞沫隔离和空气隔离。医护人员有责任采用感染控制措施防止感染传播，在确保自己不被感染又不将感染传播给患者的前提下进行治疗。

口腔医疗保健中的感染控制具体方法包括以下六方面。

一、患者的检查与评估

采集病史和口腔软组织检查是口腔科医生了解和评估患者的健康状态的最常用的手段。医生首先应初步判断患者是否患有或怀疑患有传染性疾病，以便在诊疗中采取相应的预防措施。患者有义务向医生提供其最新最全面的既往病史和社会史，医生通过合适的调查或询问方法，让患者明白并且做出准确可靠的回答。

1. 采集病史　采集病史主要目的是了解患者的感染疾病史，例如是否感染艾滋病、乙肝、丙肝、淋病、梅毒等。应特别注意不明原因的高热、盗汗、体重减轻、不易治愈的感染和软组织损伤、不能解释的淋巴结肿、长期慢性腹泻等表现，可能提示 HIV 的感染。口腔医务人员在进行采集病史时要注意保护患者的隐私。对于一些敏感问题，要注意询问的方式和场合。不经患者的同意，患者的信息不能透露给第三方。歧视和拒绝给患有传染性疾病的患者治疗是不道德的。

2. 社会史　鉴别是否为感染性疾病的高危人群，如同性恋的男性、静脉毒品注射者、女性 HIV 携带者的子女或与感染者接触的异性等。

3. 口腔软组织检查　对感染性疾病的早期口腔表征进行识别，对病毒携带者作出诊断。如艾滋病的牙龈线型红斑、口腔念珠菌病和梅毒早期硬下疳等。对口腔内可疑病变进行初步检查，争取早诊断、早治疗。

二、患　者　防　护

口腔医务人员需要提醒和帮助患者在口腔医疗保健工作中的前、中、后分别采取防护措施，预防和减少口腔医疗保健中的病原体的传播。

（一）治疗前

建议患者在就诊前刷牙，使用抗生素漱口液漱口，在口腔内进行有创操作前需行全口龈上洁治术，以减少患者口腔内细菌的数量、减少感染的传播。

（二）治疗中

1. 使用护目镜和胸巾　为防止在治疗过程中的飞溅物溅到患者的眼睛或胸前，应指导患者正确地使用护目镜和胸巾。

2. 采取四手操作　在口腔治疗过程中，一名医生配一名助手，助手负责准备和传递器械及材料，有效限制医生手的活动范围，减少由医务人员手所导致的环境污染。

3. 使用吸唾系统　在口腔诊疗过程中，强吸可吸走患者口腔内的唾液，血液和颗粒碎片。弱吸可吸走水分。尽量避免患者吐唾液，可较大程度上减少诊室内细菌的数量，减少飞沫扩散引起交叉感染的机会。

4. 使用橡皮障　橡皮障的使用不但可以减少唾液和血液污染的气雾，还可以防止口腔黏膜及其他软组织的损伤。

另外，同时在诊疗过程中，患者的双手不可触摸任何器械和装置。不可触摸拔除的牙更不能将拔除的牙带出诊室。戴义齿的患者应将摘下的义齿放入义齿杯内。

（三）治疗后

用三用枪冲洗患者口腔，用吸唾器吸走水分，丢弃使用过的胸巾，清理患者身上的颗粒碎片，避免患者将污染物带出诊室。如拔牙后的止血棉球或纱布，应在患者离开诊室前由医生取出。如果患者需要咬住止血纱布离开诊室，则需嘱咐患者应使用纸巾或塑料袋包裹止血纱布置于垃圾桶内，避免对环境造成污染。

三、医务人员的防护

（一）树立职业安全防护的意识

口腔医务工作者应提高对感染控制的认识，进行全面的、规范的感染控制培训，了解感染控制的条例和规范，遵循职业防护制度。口腔医务人员通过学习培训能够做到：评估感染的传播的风险和可能后果；认识到哪些地方容易造成感染物的暴露；知道如何避免或尽可能减少自身、患者或他人感染的风险；掌握预防医院感染的基本原则和基本措施，并能够根据情况在必要时采取适当的隔离措施。

（二）接种疫苗

口腔医务人员由于职业的特殊性，手直接接触患者的血液、唾液及分泌物，很容易感染艾滋病、结核、乙肝、丙肝等传染性疾病，因此乙肝血清学指标阴性和结核菌素试验阴性的口腔医务人员均应接种疫苗。女性医务工作者还应接种风疹病毒疫苗，预防风疹病毒的感染，以防受孕后胎儿畸形和流产。医务人员一旦发生职业暴露或者成为传染病病毒携带者，应立即停止工作，彻底治疗后才能返回临床工作岗位。

（三）使用个人防护用品

口腔诊疗过程中难免接触到患者的黏膜、唾液以及使用过的器械。为预防和控制感染，医务人员所穿戴的自我保护设备，即个人防护用品，包括手套、口罩、护目镜、面罩、隔离衣、防护服和帽子等。个人防护用品的使用是控制感染最基本的要求。

1. 手套 可以防止医务工作者直接接触患者口腔内或污染物表面的微生物，同时也可以保护患者不受医务人员手部微生物的侵害。没有损伤的皮肤有天然屏障作用，但皮肤上肉眼不可见的损伤就成为微生物入侵的通道。因此口腔医务人员在诊疗过程中需要戴手套，特别是可能接触患者体液、黏膜和使用过的器械时。

注意事项：①不要用戴着手套的手触摸电脑键盘、门、抽屉把手、患者的病历或其他清洁区域。②接诊不同的患者时需要更换手套。③暂离治疗区域时需要摘下污染手套，返回后必须更换一副新手套。④只有完整无损的手套才是有效的，完整指没受损、没撕裂、未划破、无微渗漏等。一旦手套出现破损，必须立即更换。⑤即使戴上手套，污染仍可能发生。如含有石油基的乳液或溶液可导致手套老化或渗透，另外，戴手套也不能防止锐器刺伤。戴手套与手卫生相辅，戴手套不能取代手卫生。

口腔医疗保健过程中常用的手套主要有乳胶手套、丁腈手套和外科手套（图12-1，图12-2，图12-3）。

（1）乳胶手套：主要用于检查、充填治疗、根管治疗、洁牙、拍牙片和技工室等工作。术者的皮肤有破损或患者有特殊感染问题时，可使用双层手套以增加安全性，但手的灵巧性会受到一定影响。

（2）丁腈手套：常用于对乳胶有过敏反应的患者及医护人员。乙烯基手套的屏障时间只有 5～10 分钟，不可用于口腔科检查与治疗。

（3）外科手套：一般由高分子材料制成，对微生物、皮屑和体液起到有效阻隔作用。如无菌橡胶外科手套、灭菌橡胶外科手套。

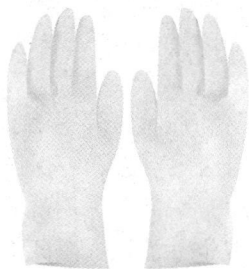

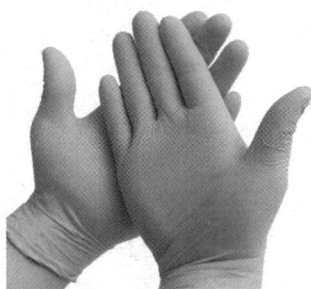

图 12-1 乳胶手套　　　　　图 12-2 丁腈手套　　　　　图 12-3 外科手套

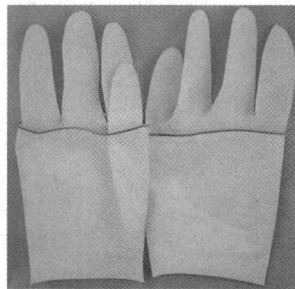

2. 口罩　保护医务人员口腔和鼻，避免直接接触口腔治疗过程中的液体飞沫或化学药物。这些飞沫中可能会有一些致病性微生物。也可在一定程度上保护患者免受医务工作者携带的病原体感染。戴口罩是预防呼吸道感染性疾病、保障呼吸卫生的重要手段，是标准预防的步骤之一。

医用口罩包括一次性医用口罩、医用外科口罩和医用防护口罩，三者性能不同（表 12-3）。在医疗过程中，根据暴露水平和防护等级选择对应的医用口罩。在一般诊疗活动中可使用一次性医用口罩；当预期诊疗中可能出现喷溅时，应佩戴医用外科口罩；接诊呼吸道传染病患者时应使用医用防护口罩。

表 12-3　医用口罩性能一览表

分类	性能		
	合成血液穿透能力	细菌过滤效率	非油性颗粒物过滤效率
一次性医用口罩	无要求	不小于 95%	无要求
医用外科口罩	将 2mL 合成血液以 16kPa 压力喷向口罩、口罩不应出现渗透	不小于 95%	不小于 30%
医用防护口罩	将 2mL 合成血液以 10.7kPa 压力喷向口罩、口罩不应出现渗透	不小于 95%	分 3 级： 1 级 ≥ 95% 2 级 ≥ 99% 3 级 ≥ 99.97%

注意事项：口罩应完全覆盖并紧贴医护人员的鼻部与嘴部。接诊每位患者时都应使用新的口罩，一般情况下，口罩佩戴 4 小时就需要更换。最有效的口罩在高湿度的环境下只能用 1 小时。因此口罩一旦发生潮湿或污染必须立即更换。医护人员在整个口腔检查及治疗过程中，都必须佩戴口罩，治疗中不能用手触摸口罩，治疗结束后先脱手套，再摘口罩。

3. 护目镜和面罩　在口腔治疗中产生的颗粒，如飞溅的碎片、旧的充填物和崩裂的牙体和尖锐器械，都可能伤害到医生的眼睛。同时许多致病性微生物也可以通过眼或其他部位侵入人体，引起系统性疾病，例如乙型肝炎病毒。因此佩戴护目镜不仅可以防止物理和化学物质的伤害还可以对微生物进行阻隔。使用完毕后，可用肥皂水、消毒液清洁护目镜，再用流水冲洗干净后即可重复使用。

在进行超声波洁治或外科手术时，常有大量的血液或体液飞溅，使用塑料的透明面罩可有效地保护医护人员。每次使用医用隔离面罩或医用隔离眼罩后，应及时进行消毒、干燥、备用。

4. 隔离衣、防护服和帽子　隔离衣、防护服和帽子是最外层的服装，覆盖皮肤和外衣等，应防止皮肤和衣服被感染物所污染。在口腔临床诊疗工作中，因为诊疗工作的特殊性，病原微生物易污染医务工作者的前胸、前臂甚至腿部等。若没有隔离衣或防护服的情况下，带有病原体的飞沫可感染医务工作者，或者被医务工作者从工作环境带入家庭、社会。

医务人员进入诊疗区域时应佩戴帽子，并依据预期暴露水平和防护等级选择是否穿隔离衣或防护服。常规口腔诊疗中预期有喷溅风险时应穿隔离衣，接诊呼吸道传染病患者时应穿防护服。离开医疗环境时应脱去隔离衣、防护服和帽子。推荐穿长袖工作服并每日更换，衣服一旦被血液或唾液污染，应立即更换。更换衣服应有固定的时间和场所，工作环境中指定的饮食和休息区不能穿工作服。

（四）采取手卫生

手卫生包括医务人员洗手、卫生手消毒和外科手消毒。手卫生是预防和控制医院感染、保障患者和医务人员安全最重要、最简单、最有效且最经济的措施。合格的手卫生对医患双方均有保护作用。

1. 手卫生的方式　根据目的和方式不同，手卫生有 3 种方式。①洗手：医务人员用洗手液或肥皂揉搓后在流动水下冲洗双手，去除手部皮肤污垢、碎屑和部分微生物。②卫生手消毒：医务人员用速干性手消毒剂揉搓双手，以减少手部暂居菌的数量。速干手消毒剂是一种含有乙醇和护肤成分的手消毒剂，揉搓后不需要流动水冲洗，可以直接进行椅旁操作。③外科手消毒：外科手术前医护人员用流动水和洗手液揉搓，冲洗双手、前臂至上臂下 1/3，再用手消毒剂清除或杀灭暂居菌过程。

医疗程序的类型、污染的程度和对皮肤抗菌效果的持续性要求是决定手卫生方式的重要因素。常规口腔检查和非手术性操作时，推荐使用速干性手消毒剂进行卫生手消毒。手部有肉眼可见的污染，例如血液或其他体液，或可能接触对速干手消毒剂不敏感的病原微生物时，应用流动水和洗手液洗手。接触传染病患者后，应先洗手然后进行卫生手消毒。

2. 手卫生的指征　WHO 将日常诊疗中应进行手卫生的时刻归纳为五个时刻：接触患者前、进行无菌操作前、接触患者体液后、接触患者后、接触患者周围环境后，简称"两前三后"。医护人员洗手应按照以下方式进行：

（1）在流动水下，充分淋湿双手。

（2）取适量洗手液或皂液，均匀涂抹至整个手掌、手背、手指和指缝。

（3）认真揉搓双手至少 15 秒钟，应注意清洗双手所有皮肤，包括指背、指尖和指缝，具体揉搓步骤为（图 12-4）：①掌心相对，手指并拢相互揉搓；②手心对手背沿指缝相互揉搓，交换进行；③掌心相对，双手交叉指缝相互揉搓；④弯曲手指使关节在另一手掌心旋转揉搓，交换进行；⑤右手握住左手大拇指旋转揉搓，交换进行；⑥将五个手指尖并拢放在另一手掌心旋转揉搓，交换进行；⑦一手握另一手手腕，旋转揉搓数次，交换进行。

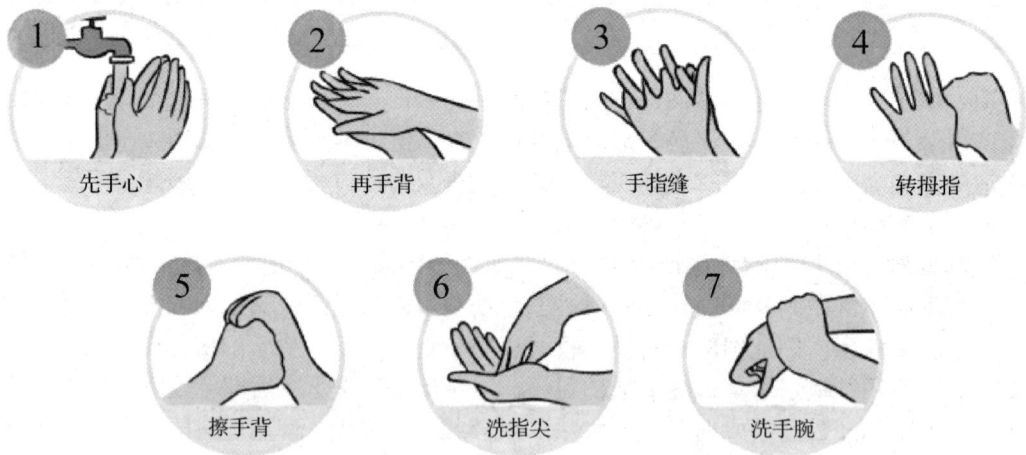

图 12-4　七步洗手法

（4）流动水下彻底冲净双手、擦干，取适量护手液护肤。

注意事项：①洗手之前应先摘除手部饰物、剪短指甲，保持指甲边缘圆钝；②任何一次洗手后须擦干，一定要用干净的个人专用毛巾或一次性消毒纸巾擦干，或使用自动干手机烘干；③最好采用非手接触式水龙头，如采用自动感应式、脚踏控制式水管装置。

考点与重点　手卫生的方式和方法

（五）安全使用尖锐器械

1. 尖锐器械的使用　任何可引起刺入性损害的物体统称为尖锐器械。口腔临床诊疗工作中常用的尖锐器械包括注射针头、缝合针、外科手术刀片、冲洗针头、根管锉、探针、车针、金属成形片、玻璃制品、各种钢丝、挖器及牙周刮治器等。

尖锐器械使用的原则是小心防范和避免伤害。如在传递探针、剪刀时，应避免器械尖端朝向接收者；使用后的车针应立即从手机上取下，仍需继续使用的车针头应该保持向下、向内状态；注射器使用后采用单手空针回帽的方式将针头套回针帽里；尖锐物品应弃于锐器盒内，且锐器盒应放置在治疗区附近，容器内的废物不能超过容器的3/4，更不能针头突出。尖锐器械不可以由助手"手对手"传递给医生，应由助手准备好，放置于综合治疗台支架桌上，由医师自己取用。

2. 尖锐器械伤害的处理　当尖锐器械伤害发生时，须保持冷静，如果尖锐器械曾接触过患者，要先留下患者，然后按照职业暴露后的急救与处理进行：①用肥皂液和流动水清洗污染的皮肤，用生理盐水冲洗污染的黏膜。②如有伤口，应在流动水下，从近心端向远心端轻轻挤压，尽可能挤出损伤处的血液。注意避免在伤口局部挤压，以免损伤组织加重暴露。③冲洗伤口后，用消毒液（75% 乙醇或 0.5% 碘伏）进行消毒，并包扎伤口；如果是口腔、鼻腔、眼睛等黏膜暴露，反复用生理盐水冲洗干净。④发生职业暴露后，立即报告医院感染管理科，填写职业暴露表以便进行调查、监控、随访。⑤有感染高风险时采用药物预防：如被 HBV 阳性患者血液或体液污染的锐器损伤，应在 24 小时内注射高价乙肝免疫球蛋白，同时进行血液乙肝标志物检查。如果显示阴性，立即皮下注射乙肝疫苗 10μg，1 个月后注射 5μg，6 个月后注射 5μg。如被 HIV 阳性患者血液或体液污染的锐器损伤，应在 72 小时内（最好 2 小时内）开始预防性抗病毒治疗。通常选用两种核苷类逆转录酶抑制剂加一种整合酶抑制剂，持续服用 28 天，同时应立即进行 HIV 抗体检测，分别在 6 周、12 周、6 个月后再次进行 HIV 抗体检测。

四、环 境 防 护

（一）环境分区

口腔医疗环境应分为口腔诊疗区域和口腔器械处理区域，区域布局合理，能够满足诊疗工作和口腔器械清洗、消毒灭菌工作的基本需要。

1. 口腔诊疗区域　分为清洁区域和污染区域，不同的区域需要进行不同层次的清洁和消毒。

清洁区域是指治疗室内仅用干净的手或物品触碰的地方，包括 X 线片、患者的病历、医师助手的工作台、医护人员的洗手池、材料瓶及其内的材料等。清洁区域必须小心保护，避免脏手套、气雾和飞溅物污染清洁区域。使用过的手套不能接触清洁区域，如果不小心碰到须立即清洁消毒或治疗完成后清洁消毒。清洁区域需每天进行清洁和消毒，在患者轮换之间不必消毒。

污染区域是指治疗中一定或可能受到污染的地方。以治疗中的患者头部为中心，以处于工作位的口腔科医师或口腔科医师助手的背部为半径，此范围内为污染区。包括综合治疗台的支架桌、灯光手柄、痰盂、吸唾系统和开关等。以上区域表面应覆盖一次性保护物品，一患者已更换。若没有覆盖，则每位患者治疗结束后按中等水平消毒。治疗中一旦进入污染区域的材料或器械均不可再用，材料必须丢弃，器械必须消毒灭菌后再次使用。污染区域应保持良好的通风，以降低因气溶胶而引起的空气污染。

2. 器械处理区　器械处理区应相对独立，按照工作要求分为回收清洗区、保养包装区、灭菌区、物品存放区（图 12-5）。回收清洗区承担器械回收分类、清洗、除锈、干燥等功能，是污染区。保养包装区承担器械保养、检查和包装等功能。灭菌区摆放灭菌设备，承担灭菌功能。物品存放区存放消毒和灭菌后的物品，是清洁区。各区域间应标志明确，有实际屏障。人流、物流只能单向循环，由污到洁，不得逆流或交叉穿梭。

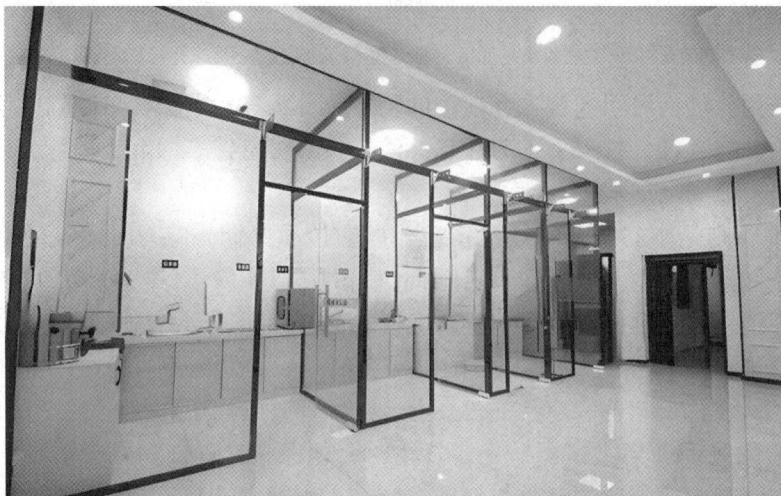

图 12-5　器械处理区

（二）诊间消毒与处理

屏障防护技术是采用一次性的塑料纸或透明塑料套管覆盖治疗室中经常被接触且难以清洁和消毒的部位，以减少工作区域表面的污染，这是一种物理性的防护技术（图 12-6，图 12-7）。其优点在于完成一位患者的治疗后，只需要丢弃表面屏障，被覆盖的部分不需要清洁和消毒（除非有破损），既保持了物体表面的清洁又节省了时间。需覆盖的部位主要有治疗台台面、牙椅的头靠、牙椅控制板、牙椅上所有操作装备的连接皮管、头顶灯的手柄、三用枪工作头、光固化机身和机头、柜子或抽屉把手等。

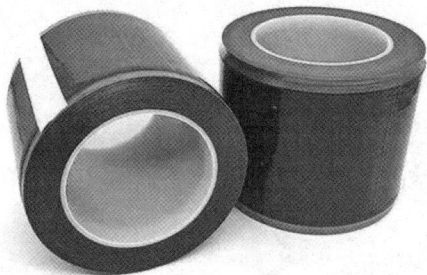

图 12-6　蓝膜

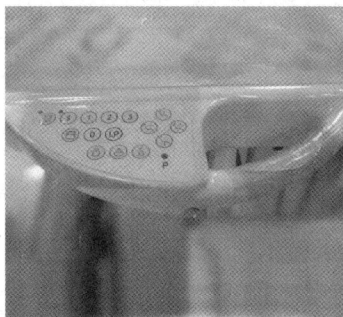

图 12-7　屏障防护技术

（三）环境消毒

1. 空气消毒　口腔诊疗过程中，产生的飞沫、气溶胶可污染诊室的空气，因此应注意诊室内的空气通风净化，减少细菌数量。应尽量打开门和窗，进行通风换气，或安装空气过滤器或空气净化消毒装置。口腔医疗设备、门、窗和地面应定期进行湿式清扫，减少灰尘飞扬。

诊室空气消毒方式包括：①紫外线消毒。紫外线灯安装高度应距离地面 1.8 ～ 2.2m，照射时间≥ 30 分钟，使用过程中应保持紫外线灯表面清洁，每周用乙醇布巾擦拭一次。当温度低于 20℃或高于 40℃，相对湿度大于 60% 时，应适当延长照射时间。注意定期监测紫外线灯的辐照强度。②臭氧消毒。臭氧浓度要求≥ 20mg/m³，相对湿度≥ 70% 条件下，消毒时间≥ 30 分钟。③使用化学消毒剂或中草药消毒剂进行喷雾或熏蒸消毒。常用的化学消毒剂有 0.5% ～ 1.0% 过氧乙酸水溶液熏蒸或过氧化氢喷雾。注意所有消毒剂必须在有效期内，消毒时室内不能有人。

2. 地面消毒　地面没有明显污染时，通常采用湿式清扫。每日 1 ～ 2 次，用清水、2% ～ 5% 来苏水溶液或 0.2% 漂白粉溶液进行扫除，浸泡时间 30 分钟。地面受到病原菌污染时，通常采用 500mg/L

的含氯消毒液或 0.2% 过氧乙酸溶液拖地或喷洒地面。若被肝炎病毒污染的地面，可用 2000mg/L 的含氯消毒剂溶液擦洗。

3.墙面消毒 墙面污染程度一般轻于地面，不需进行常规消毒。当受到病原菌污染时，可采用化学消毒剂喷雾或擦洗，墙面消毒高度一般为 2 ～ 2.5m。

4.其他表面消毒 水龙头、门窗、洗手池、病历夹、门把手、卫生间、便池等物体表面，容易受到污染。通常情况下，每天用洁净水擦抹刷洗处理，保持清洁。

五、口腔器械设备的消毒与灭菌

口腔医疗器械种类繁多，且精细甚至结构复杂，在使用过程中若被患者的唾液、血液污染，消毒措施不彻底，病原微生物可通过器械传播，导致患者与患者之间的交叉感染。

（一）口腔器械分类

根据口腔器械在使用时可能造成的危险程度，可分为高度危险器械、中度危险器械、低度危险器械三个级别（表 12-4）。①高度危险器械指接触患者血液、破损黏膜、进入口腔无菌组织、穿破软组织进入骨组织或进入牙齿内部的各类口腔器械。②中度危险器械指仅接触完整的黏膜或破损的皮肤，不进入无菌组织器官的口腔器械。③低度危险器械指参与口腔诊疗服务，但不接触患者口腔或间接接触患者口腔，一般情况下无害，只有受到一定量的病原微生物污染时才造成危害的口腔器械。不同器械消毒时需达到的消毒、灭菌和储存水平不同，既能最大程度上杀灭细菌、控制感染，又避免了人力物力的浪费和不必要的器械损耗。

表 12-4 口腔器械分类、危险级别、消毒、灭菌水平及储存要求

口腔器械分类		危险级别	消毒灭菌水平	储存要求
拔牙器械	拔牙钳、牙挺、牙龈分离器、牙根分离器、牙齿分离器、凿	高度危险器械	灭菌	无菌保存
牙周治疗器械	牙周洁治器、刮治器、牙周探针、超声工作尖			
根管器械	根管扩大器、各类根管锉、各类根管扩孔钻、根管充填器			
手术器械	种植牙、牙周手术、牙槽外科手术器械、种植牙用和拔牙用口腔科手机			
其他器械	口腔科车针、排龈器、刮匙、挖匙、电刀头			
检查器械	口镜、镊子、器械盘等	中度危险器械	灭菌或高水平消毒	清洁保存
正畸用器械	正畸钳、带环推子、带环钳子、全冠剪等			
修复用器械	去冠器、摘冠器、印模托盘、垂直距离测量尺			
各类充填器	银汞合金输送器			
其他器械	口腔科手机、卡局式注射器、研光器、用于唇颊舌牵引器、三用枪头、成形器、开口器、金属反光板、拉钩、挂钩、口内 X 线片夹持器、橡皮障夹、橡皮障夹钳等			
调刀	模型雕刻刀、钢雕刀、蜡刀等	低度危险器械	中低水平消毒	清洁保存

考点与重点 *口腔医疗器械消毒灭菌方法的选择*

（二）清洗、消毒与灭菌

口腔诊疗过程中应尽可能使用一次性器械，用后即弃，不可消毒后继续使用。反复使用的器械设备必须经过严格处理后才能用于下一位患者。严格处理操作流程包括回收、清洗、干燥、检查与保养、消毒或灭菌、储存。

1. 回收　使用过的口腔器械应及时回收。根据材质、功能的区别，处理方法也不同。结构复杂不易清洗的口腔器械宜保湿放置，保湿液可选择生活饮用水或酶类清洁剂。牙科手机、超声洁治器和电刀应初步去污，存放于干燥回收容器内；其他器械置于专用回收容器。回收容器应于每次使用后清洗消毒、干燥、备用。

2. 清洗　指清除物品上的污垢。口腔小器械结构复杂，在使用过程中存在各种污染，可通过使用表面活性剂、洗涤剂和水进行手工清洗，或通过使用化学药剂的机械清洗来完成。不能马上进行清洗的器械，应浸泡于装有洗涤剂、消毒剂或者活性酶清洁剂的容器中保湿，以免污物干燥在器械表面而不利于清洗。清洗必须在消毒与灭菌前完成。清洗的方法包括手工清洗、清洗剂清洗、超声清洗。

（1）手工清洗：无机器清洗的设备或一些带电源的、精密复杂物品等需手工清洗，如各种内镜、导管等必须手工清洗。先将器械可拆卸部分充分拆开，置 15 ～ 30℃流动水下冲洗。冲洗后应先用酶清洁剂或其他清洁剂浸泡以去除干燥的污渍，再刷洗、擦洗。刷洗应在水面下进行，以防止产生气溶胶，最后再用流动水进行漂洗。清洗人员须注意自身保护：戴厚的橡胶手套；戴口罩、护目镜或面罩，以保护眼、鼻、口腔黏膜；穿防水衣服或防水围裙、戴袖套；帽子完全遮盖头发。

（2）清洗机清洗：适用于耐湿热物品的清洗及消毒，如玻璃调拌板、金属调拌刀、橡皮碗等。有全自动和半自动清洗机和专用设备清洗机。清洗机一般包括冷水清洗、洗涤剂清洗、漂洗、最后热水消毒和干燥过程。热水消毒要求水温为 80 ～ 90℃，至少可达中等水平消毒。注意事项：①可拆卸器械清洗时应拆开清洗，器械轴节应充分打开；②选择不同清洗及消毒程序时，应注意确认消毒参数；③应定时检查清洁剂泵、管是否通畅；④应定期检查设备的清洗及消毒效果。

（3）超声波清洗：结构复杂、精细的器械应采用超声波清洗。主要用于去除医疗器械内小的碎屑。超声波清洗前须先初步冲洗，除去大的污物。在使用超声波清洗机前，应让机器运转 5 ～ 10 分钟，以排除溶解的空气。超声波清洗时间以 3 ～ 5 分钟为宜，也可根据器械污染情况适当延长清洗时间，但不宜超过 10 分钟。机器内加入清洁剂可清洗效率更高。清洗完成后，再用流动水冲洗器械，去除化学试剂、表面活性剂及器械表面残留的松动污染物。清洗水至少每 8 小时更换一次。

3. 干燥　器械清洗完毕后应擦干或烘干。根据器械的材质不同，烘干温度不同。金属类器械干燥温度为 70 ～ 90℃；塑料类器械干燥温度为 65 ～ 75℃。无干燥设备或不耐热的器械可使用低纤维擦布进行干燥处理。

4. 检查与保养　仔细对干燥后的口腔器械进行检查。器械表面、螺旋结构处、关节处应无污渍和水渍等残留物质及锈斑。对清洗质量不合格的器械，应重新处理；对损坏或变形的器械，应及时更换。牙科手机可使用润滑油进行注油保养。

5. 包装　低度、中度危险的口腔器械可不包装，消毒或灭菌后直接放入备用清洁容器内保存。小器械宜选用牙科专用器械盒盛装。封包的器械应注意包外需有灭菌化学指示物并标有物品名称、包装者、灭菌批次、灭菌日期及失效期等。口腔门诊手术包内及包外均应有化学指示物。使用纸塑袋包装时，应密封完整，密封宽度 ≥ 6mm，包内器械距离包装袋封口处 ≥ 2.5cm。医用塑封机应在每日使用前检查参数的准确性和封闭性是否完好。

6. 消毒　是指清除或杀灭病原微生物，使之无害化处理。根据消毒水平的不同分为三种。

（1）高效消毒方法：可以杀灭一切致病性微生物的消毒方法。可杀灭一切细菌繁殖体（包括结核分枝杆菌和致病性芽孢菌）、病毒、真菌及其孢子等，对细菌芽孢也有一定的杀灭作用。方法包括含紫外线、臭氧、氯消毒剂、二氧化氯、甲基乙内酰脲类化合物以及一些复配的消毒剂等。

（2）中效消毒方法：可杀灭和去除细菌芽孢以外的各种致病性微生物的消毒方法，包括超声波消毒及碘类、醇类、酚类消毒剂等。

（3）低效消毒方法：只能杀灭细菌繁殖体、亲脂病毒，包括化学消毒剂和机械除菌法。低效消毒剂有单链季铵盐类消毒剂（如扎溴铵）、双胍类消毒剂（如氯己定）、中草药消毒剂和金属离子消毒剂等。机械除菌法包括通风散气和冲洗等。

消毒根据消毒原理分为物理消毒法、化学消毒法、综合消毒法。物理消毒法包括热力消毒、辐射消毒、超声波消毒和微波消毒等，是利用物理因素清除或杀灭病原微生物。化学消毒法利用化学消毒剂擦拭、浸泡、熏蒸器械设备，使之达到无害。化学消毒法仅用于消毒不能承受高温高压的器械设备或义齿材料。注意器械不可在化学消毒液中浸泡过夜。综合消毒法是指全自动热清洗/消毒机消毒，是集物理消毒（高温90℃以上）、化学消毒（氢氧化钾类溶液）、冲洗、干燥于一体的双门全自动化消毒机。

7. 灭菌　指消灭存在于物品上的所有微生物（包括芽孢），使之达到无菌程度。

（1）灭菌方法：①压力蒸汽灭菌，其中预真空的压力蒸汽灭菌法是目前口腔领域首选和最有效的灭菌方法，安全系数最大；②干热消毒灭菌；③环氧乙烷气体灭菌；④氧化乙烯灭菌系统；⑤低温过氧化氢等离子灭菌系统。

（2）灭菌效果的监测：影响灭菌效果的因素很多，如装载、包扎、温度、暴露时间等。因此应对口腔诊疗器械消毒与灭菌的效果进行监测，以确保消毒、灭菌合格。灭菌效果监测常采用工艺监测、化学指示监测和生物指示监测三种方法。

1）工艺监测：又称程序监测，属于常规监测方法，每次灭菌都应进行。包括灭菌物品洗涤、包装质量和物品放置合格；灭菌器的使用方法合格；灭菌器的仪表和运行程序正常等。此法能迅速监测灭菌器是否故障，但不能确定待灭菌物品是否达到灭菌要求。

2）化学指示监测：根据厂家的推荐使用管或条做监测，利用化学指示剂在一定温度与作用时间条件下受热变色或变形的特点，以判断是否达到灭菌所需参数。因此化学指示剂对灭菌的温度和时间均可进行检查。

3）生物指示监测：利用耐热的非致病性细菌芽孢作为指示菌，确定芽孢的实际杀菌情况和灭菌过程，以测定热力灭菌的效果。

8. 消毒灭菌方法的选择原则

（1）根据物品污染器械的危害程度选择消毒、灭菌的方法：①高度危险器械，须选用灭菌方法处理；②对中度危险器械，进行中水平或高水平消毒处理；③低度危险器械，可用低水平消毒或只做一般的清洁处理。

（2）根据物品上污染微生物种类、数量的不同，选择消毒灭菌的方法也不同（表12-5）。

表 12-5　污染微生物的种类与灭菌方法

灭菌方法	污染微生物的种类
高水平消毒法或灭菌法	细菌芽孢、真菌孢子分枝杆菌和乙型肝炎病毒、艾滋病毒等经血传播病原体污染的物品
中水平或高水平灭菌法	螺旋体、支原体、衣原体、真菌、亲水病毒等污染的物品
低水平或中水平消毒法	一般细菌和亲脂病毒等污染的物品
加大消毒药剂的使用剂量和（或）延长消毒作用时间	严重污染或杀灭被有机物保护的微生物

（3）根据消毒物品的性质选择消毒方法：①耐高温、耐湿度的物品和器材，应首选压力蒸汽灭菌；耐高温的玻璃器材、油剂类和干粉类等可选用干热灭菌。②不耐热、不耐湿以及贵重物品，可选择环氧乙烷或低温蒸汽甲醛气体消毒、灭菌。③器械在浸泡灭菌时，应选择对金属基本无腐蚀性的消毒剂。

9. 储存　器械储存是器械处理的重要步骤。在储存前，应将灭菌后物品烘干，缓慢降温，以防器械表面形成负压，造成损坏。灭菌物品和消毒物品应分开放置，并有明显标识。裸露灭菌及一般容器包装的高度危险口腔器械灭菌后应立即使用，最长不超过 4 小时；中度及低度危险口腔器械消毒或灭菌后置于清洁、干燥的容器内保存，保存时间不宜超过 7 日；使用纺织材料和牙科器械盒包装的器械无菌有效期为 7 日；使用一次性纸袋包装的器械无菌有效期为 30 日；使用一次性皱纹纸、医用无纺布、一次性纸塑袋包装的器械无菌有效期为 180 日。储存场地应是干燥、密闭、低灰尘的区域。

考点与重点　口腔器械清洗、消毒与灭菌的注意事项

（三）特殊仪器设备的消毒与灭菌

1. 手机　涡轮手机是口腔临床诊疗工作中重要的器械。手机在使用过程中可以通过多种途径造成污染，因此手机的消毒、灭菌尤为重要。手机内部轴承管道结构精细，内表面清洁困难。预真空高温高压灭菌法是目前对口腔科手机最有效的灭菌方法。手机灭菌常规程序为：清洗消毒、养护注油、打包封口、预真空压力蒸汽灭菌及灭菌效果监测。在清洗环节时，使用清水和 75% 乙醇清洗手机外表，用自动加热清洗机或超声波清洗机清洗手机内部。

2. 口腔综合治疗台水路　包括口腔综合治疗台的供水瓶及其与三用枪、高低速手机、超声波洁牙机的连接水管。在口腔诊疗过程中口腔综合治疗台水路受微生物污染严重，污染来源包括：①口腔医疗用水水源本身存在的污染；②三用枪、手机等使用过程中回吸造成的水污染；③水路管道内壁形成生物膜引起的污染。

控制水路的污染可以采用以下多种方法联合运用。

（1）采用独立水源：口腔综合治疗台使用蒸馏水，防止水源中浮游微生物的污染；同时可在储水瓶内加入各种化学制剂，减少供水源性微生物，明显改善口腔供水质量。

（2）闲置时保持水路干燥：水路处于干燥无水状态过夜，既防止细菌生长，又可保养整个系统，延长系统的使用寿命。口腔综合治疗台当天不再使用，则应按清除键，让水路流出蒸馏水约 2 分钟，倒空水瓶，排空水路所有水分直至空气排出，关掉电源。

（3）使用过滤装置：在口腔综合治疗台地箱水管道内安装过滤装置，操作简单方便、成本低廉，应用最为广泛。

（4）采用防回吸装置：使用防回吸手机或为综合治疗台配备防回吸阀，减少手机回吸引起的水路污染。

（5）冲洗水路：每日开诊前及当日工作结束后冲洗水路 2 分钟，每位患者治疗后立即冲洗水路 30 秒。

（6）使用消毒液：如次氯酸钠、戊二醛、0.26% 的过氧乙酸和 EDTA 等化学制剂，减少水路管道内壁生物膜的形成。

六、医疗废物处理

医院产生的废物包括医疗废物和生活垃圾。医疗废物是造成医学污染的重要因素之一，医疗废物的处理原则是防止污染扩散。口腔诊疗过程中产生的医疗废物应按照《医疗废物管理条例》《医疗卫生机构医疗废物管理办法》及有关法规、规章的规定进行处理。主要方法是垃圾分类，分别进行无害化处理。在临床医疗中设置黑、黄、红三种颜色废物袋，生活废物置于黑色废物袋，除尖锐性物品外的医疗

废物置于黄色废物袋，放射性废物置于红色废物袋。尖锐性的损伤性废物集中于专用的锐器容器内，且不能超过容器容积的 3/4，安全运送到指定地点做无害化处理。

❓ 思 考 题

1. 口腔诊疗中的感染源及传播途径有哪些？

2. 口腔诊疗中感染控制的措施及方法有哪些？

3. 简述口腔科常用的灭菌方法及其优缺点。

本章数字资源

第十三章 实训部分

实训一 口腔健康调查问卷设计

【目的和要求】

1.掌握口腔健康调查问卷设计的原则。

2.熟悉口腔健康调查问卷设计的内容和步骤。

3.了解各类问题及答案的设计方法。

【实验内容】

1.调查问卷的主要内容

（1）研究对象的属性：包括年龄、性别、种族、婚姻情况、居住地、受教育程度、职业、收入等信息。

（2）口腔健康知识、态度和行为：包括氟化物的防龋作用，对菌斑、龋病和牙周疾病的了解，对口腔疾病的态度、刷牙方法和频率、饮食习惯、个人嗜好以及其他口腔卫生习惯等。

2.问卷设计原则

（1）根据调查的目的提出问题，除了背景资料，其他问题都应与调查目的直接相关。

（2）根据调查对象的特点设计问卷，使其能看得懂、能回答、有兴趣并愿意回答，避免使用专业术语或复杂难懂的语言。

（3）控制问卷的题量，能在 10 ～ 15 分钟内答完。

（4）预先确定统计分析的方法，并使问卷的答案便于资料的处理和分析。

（5）问卷布局合理，结构完整。

3.问题的设计

（1）常用的问题形式为二项式、多项选择、顺序排列、矩阵式等。

（2）问题的常用结构为封闭性问题和半封闭型问题。

【器材】

材料、纸、笔。

【方法和步骤】

1.老师讲解口腔健康调查问卷设计的要点，要求学生综合应用实习内容中涉及的问卷内容、问题结构和形式。

2.同学以小组为单位合作完成一份问卷的设计。

3.各组交流，教师作评价小结。

【注意事项】

问题进行设计时要考虑到难易程度的差异，既要有常识性问题，也要有较难的问题。对某些专业词汇要作出简明通俗的解释。

【实验报告与评定】

1. 评定学生对问卷设计原则的掌握。

2. 评定学生问卷设计的能力。

实训二　问 卷 调 查

【目的和要求】

1. 掌握问卷调查的实施过程。

2. 熟悉问卷调查的方法。

3. 了解问卷调查资料的整理。

【实验内容】

1. 根据问卷调查对象选择相应人群进行问卷调查。

2. 分组统计分析问卷调查的结果，并完成调查报告。

3. 各组交流，教师作评价小结。

【器材】

已设计的问卷、计算器、纸、笔。

【方法和步骤】

1. 教师介绍问卷调查目的和调查的对象。

2. 采用自填式或访谈式方法实施问卷调查。

3. 整理问卷调查资料并得出主要结果。

4. 同学以小组为单位共同合作完成调查报告。

【注意事项】

1. 调查时要组织好被调查者的数量，维持好调查秩序。

2. 具有一定文化程度的受调查对象可采用自填的方式，文化程度低或身体情况不允许时，可采用调查者与被调查者一对一访谈式的方法，不理解的题目可以解释，但不能诱导。

3. 集中自填问卷时，容易出现漏填现象，调查者可统一念题，被调查者逐题回答的方式进行。

4. 问卷回收时注意有无漏填、错填等情况，如有发现应及时补充或改正，避免废卷，便于下一步的统计分析。

【实习报告与评定】

1. 评定学生开展问卷调查的能力。

2. 评定学生分析结果及撰写问卷调查报告的能力。

实训三　Cariostat 试验

【目的和要求】

1. 掌握龋活性实验理论知识。

2. 熟悉龋活性试验的操作方法、步骤及注意事项。

【实验内容】

1. 检测菌斑内产酸菌的产酸能力。

2. Cariostat 试验的检测方法与结果判断。

【器材】

1. 器械　无菌棉签、恒温培养箱（37℃）、计时器、一次性口腔治疗盘、橡皮障套装。

2. 材料　Cariostat 检测液、一次性手套、比色卡。

【方法和步骤】

1. 教师示教龋活性试验的操作步骤。

（1）在试剂瓶贴上姓名标签。

（2）用内装棉签在牙齿的唇颊侧擦拭数回取样。

（3）将采取样菌的棉签放入培养液瓶中后将试剂瓶密封。

（4）37℃培养 48 小时，观察并记录试剂瓶的颜色变化，根据判定标准进行结果判定。

2. 学生练习。

3. Cariostat 试验结果判定　根据试剂颜色的变化情况，参照比色卡对龋病易感性进行判定。

【注意事项】

1. 受检者要先清水漱口后取样。

2. 取样时尽量避免口腔唾液的污染，尽量用棉签擦拭牙面。

3. 颜色判定应在明亮处进行。

4. 检测完成的试剂应在 4h 之内放入恒温培养箱内进行培养。

5. 样本采集接种过程中应避免污染培养基。

【实验报告与评定】

1. 评定学生是否严格遵循无菌操作（如戴手套、使用一次性器械等）。

2. 评定学生能否根据比色卡对照培养基颜色变化，准确判定龋齿风险等级（低 / 中 / 高）。

实训四　局部用氟防龋措施

【目的和要求】

1. 掌握含氟泡沫和含氟涂料的适应证、操作步骤及注意事项。

2. 熟悉并比较不同局部用氟方法的特点。

【实验内容】

1. 教师示教含氟泡沫、含氟涂料操作方法和注意事项。

2. 学生操作练习，掌握操作方法，熟悉步骤，体会要领。

3. 教师总结实验中出现的问题并进行分析。

【器材】

含氟泡沫、含氟涂料、托盘、气枪、小毛刷、一次性口腔治疗盘、牙线。

【方法和步骤】

1. 教师演示含氟泡沫、含氟涂料操作方法和步骤。

（1）含氟泡沫的使用

1）选择合适的托盘：托盘大小应适合牙列，能覆盖全部牙齿，要有足够深度覆盖到牙颈部黏膜。

2）患者身体坐正：不要后仰，以免泡沫流入咽部。

3）装入含氟泡沫：托盘内的泡沫要适量，含氟泡沫置于托盘边缘下 2mm 时较适合，既能覆盖全部牙齿，又能避免泡沫过多溢出托盘。

4）放置托盘：将装有含氟泡沫的托盘旋转放入上下牙列，嘱其轻咬，使泡沫布满牙面及牙间隙。

5）在口内保留 4 分钟后取出，拭去残留泡沫，以减少吞咽量。

6）半小时内不漱口、饮水和进食。

（2）含氟涂料的使用

1）清洁牙齿表面。

2）用小刷子或小棉球将 0.3 ～ 0.5mL 涂料均匀涂抹于各个牙面上，使用牙线将涂料带到邻面。

3）在 2 ～ 4 小时避免食用过硬、过黏的食物，24 小时内不要刷牙。

2.学生练习含氟泡沫及含氟涂料的临床操作。

【注意事项】

1.含氟涂料尽量避免接触牙龈，以免过敏。

2.由于涂料挥发性强，应快速操作，减少挥发。

【实验报告与评定】

1.评定学生含氟泡沫、含氟涂料的操作效果。

2.评定学生对含氟泡沫、含氟涂料使用注意事项的掌握程度。

实训五　窝沟封闭

【目的和要求】

1.掌握窝沟封闭的适应证、操作步骤、注意事项。

2.熟悉窝沟封闭材料的特性。

3.了解窝沟封闭的效果评价。

【实验内容】

1.教师示教窝沟封闭操作流程并详细讲述操作要领。

2.学生操作练习，掌握操作方法，熟悉步骤，体会要领。

3.总结窝沟封闭成功或者失败的原因。

【器材】

1.器械　光固化灯、低速手机、毛刷、吸唾管、一次性口腔治疗盘、棉卷或橡皮障套装。

2.材料　不含氟牙膏或牙齿清洁剂、窝沟封闭剂、35% ～ 37% 的磷酸。

【方法和步骤】

1.教师示教窝沟封闭的操作步骤。

（1）清洁牙面：使用安装小毛刷的慢速手机蘸取清洁剂充分刷洗牙面，彻底冲洗牙面后，用尖锐探针清除窝沟中残余的清洁剂。

（2）酸蚀：清洁牙面后隔湿，彻底吹干牙面，将35% ～ 38% 的磷酸涂布于要封闭的牙面上，酸蚀面积应为接受封闭的范围，一般为牙尖斜面2/3。酸蚀的时间：恒牙一般为20 ～ 30 秒，乳牙60秒。

（3）冲洗和干燥：酸蚀后用水枪或注射器加压彻底冲洗牙面10 ～ 15 秒，吸唾器吸干口内液体，更换干棉球隔湿，无油无水的压缩空气吹干牙面约15 秒。

（4）涂布窝沟封闭剂：在充分隔湿条件下，按照一定的顺序轻柔涂布窝沟封闭剂，不遗漏窝沟点隙；封闭剂渗入窝沟，排出空气；窝沟封闭剂涂布厚度要适宜。

（5）固化：立即使用光固化灯进行固化，照射距离约离牙尖1mm，照射时间一般为20 ～ 40 秒，光固化灯对牙面稍作旋转，以保证所有牙面均匀光照。

（6）检查：使用探针检查窝沟封闭的效果，如是否产生气泡、封闭是否严密。将探针从四周沿窝沟向点隙中心稍加压力勾划，若探针不被卡住，表明窝沟封闭成功；若探针被卡住，表明窝沟封闭剂粘接密合度不好，需要重新封闭。

2.学生分组练习窝沟封闭的临床操作。

【注意事项】

1.酸蚀过程中要做好隔湿工作，酸蚀过程中不可擦拭牙面。

2.冲洗吹干牙面之后，牙面不可再接触任何的唾液、血液、水分或者油脂，严格隔离牙面。

3.光固化封闭剂应分次涂布固化，避免一次封闭多颗牙齿，否则将影响封闭效果。

4.固化过程中依然要完全隔湿，良好的隔湿是保证窝沟封闭成功的关键因素。

【实验报告与评定】

1.评定学生窝沟封闭的临床操作技能和封闭效果。

2.评定学生对窝沟封闭注意事项的掌握程度。

实训六　非创伤性修复治疗

【目的和要求】

1.掌握非创伤性修复治疗的适应证、操作步骤、注意事项。

2.熟悉非创伤性修复治疗材料的特性。

3.了解非创伤性修复治疗的效果。

【实验内容】

1.教师示教非创伤性修复治疗的操作流程。

2.学生练习非创伤性修复治疗的具体操作，熟悉步骤，体会要点。

3.总结非创伤性修复治疗成功或者失败的原因。

【器材】

1.器械　挖匙、牙用手斧（或锄形器）、雕刻刀、调拌纸、口镜、探针、镊子、棉卷或棉球、树脂条或T形带、木楔。

2.材料　玻璃离子粉、玻璃离子液、凡士林、牙本质处理剂。

【方法和步骤】

1.教师示教非创伤性修复治疗的操作步骤。

（1）备洞：棉卷隔湿，保持牙面干燥，湿棉球清洁牙面，干棉球擦干表面。确定龋洞的大小，斧形器扩大入口，直至挖匙能进入。湿润龋洞，挖匙去除软龋组织，直至软龋去除干净。

（2）清洁：用小棉球蘸处理剂涂布窝洞10秒，立即冲洗2次，用干棉球擦干。

（3）混合与调拌：根据需充填窝洞的大小，取适量的玻璃离子粉液，按照产品说明比例调和。

（4）充填：根据洞型充填。①单面洞：保持窝洞及周围干燥的情况下，用雕刻刀钝端将调拌好的玻璃离子放入窝洞，手指蘸取凡士林压实充填材料约30秒，去除多余材料，凡士林覆盖玻璃离子表面，维持充填物干燥时间30秒。②复面洞：操作基本同单面洞，不同点在于邻面成型时需要使用成型片及楔子，以恢复邻接关系。

2.学生进行非创伤性修复治疗练习。

【注意事项】

1.去除窝洞软化牙本质时，使用挖匙应垂直围绕洞的边缘转动，接近牙髓腔的牙本质应保留，避免牙髓暴露。

2.处理剂处理牙面后应当避免再次接触唾液、血液等，以免影响充填效果。

3.调拌要迅速，材料在凝固之前成型，如果材料已经失去光泽，需要摒弃重新调拌。

【实验报告与评定】

1.评定学生非创伤性修复治疗的临床操作技能和封闭效果。

2.评定学生对非创伤性修复治疗注意事项的掌握程度。

实训七　改良社区牙周指数检查

【目的和要求】

1.掌握改良社区牙周指数检查操作流程。

2.熟悉改良社区牙周指数检查注意事项。

3. 了解改良社区牙周指数检查的医患沟通。

【实验内容】

1. 教师示教改良社区牙周指数检查操作流程并详细讲述操作要领。

2. 学生操作练习，掌握操作方法，熟悉步骤，体会要领。

3. 总结改良社区牙周指数检查成功或者失败的原因。

【器材】

口腔仿头模型、一次性口腔治疗盘、CPI 探针、牙周探针、手套、口罩、帽子等。

【方法和步骤】

1. 教师演示改良社区牙周指数检查操作流程及注意事项。

（1）改良握笔式握持 CPI 探针，以无名指做支点。

（2）将探针轻缓地插入龈沟或牙周袋内，探针与牙长轴平行，紧贴牙根，沿牙齿唇（颊）、舌（腭）面龈沟或牙周袋，从远中向近中短距离轻轻上下提插移动探针，查看牙龈出血情况，并根据探针上的刻度观察牙周袋深度。

（3）结果记录根据改良社区牙周指数记分标准进行结果记录（表 13-1）。

表 13-1　改良 CPI 检查记分表

上颌牙位	17	16	15	14	13	12	11	21	22	23	24	25	26	27
牙龈出血计分														
牙周袋计分														
下颌牙位	47	46	45	44	43	42	41	31	32	33	34	35	36	37
牙龈出血计分														
牙周袋计分														

2. 学生分组后在仿头模型上进行改良社区牙周指数检查的临床操作。

3. 教师点评学生操作。

【注意事项】

1. 须检查全部牙齿，检查内容包括牙龈出血和牙周袋深度。

2. 操作前注意与患者进行沟通，争取患者配合。

3. 应注意操作时力量适中，避免损伤患者。

【实验报告与评定】

1. 评定学生对改良社区牙周指数检查记分标准的掌握情况。

2. 评定学生改良社区牙周指数检查的操作能力。

3. 完成实训报告。

实训八　预防性清洁术

【目的和要求】

1. 掌握预防性清洁术操作流程。

2. 熟悉预防性清洁术操作注意事项。

3. 了解预防性清洁术的医患沟通。

【实训内容】

1. 教师示教预防性清洁术的操作流程。

2. 学生练习预防性清洁术的具体操作，熟悉步骤，体会要点。

3. 总结预防性清洁术成功或者失败的原因。

【器材】

口腔仿头模型、一次性口腔治疗盘、吸唾管、低速手机、抛光杯、抛光膏、牙线、菌斑显示剂、牙刷、牙膏、手套、氟化物、5mL 一次性冲洗针等。

【方法和步骤】

1. 教师演示预防性清洁术操作流程及注意事项。

（1）菌斑染色：使用口腔专用的菌斑染色剂均匀涂布患者牙齿的颊舌面及牙间隙。1 分钟后漱口，观察菌斑染色情况，并作记录。

（2）口腔卫生指导：使用邻面清洁器或牙线清除邻面菌斑，若有龈上牙石，使用洁治器去除。

（3）研磨剂的注入与涂布：准备研磨剂，使用橡皮杯进行清洁、抛光牙面。若研磨剂使用量较大或需涂布邻间隙及牙颈部时，可采用研磨剂专用注射器推注。使用量少时，直接蘸取少量研磨剂即可。

（4）牙间邻接面的研磨与清洁：对于牙邻接面的研磨，可选用牙间洁治研磨头实施操作，通过垂直及平行移动研磨头，以保证牙齿邻面所有区域的清洁效果。

（5）颊、舌侧牙面及咬合面的研磨与清洁：一般选用圆柱形的研磨头清洁颊侧及舌侧的牙面；选用圆锥形的研磨头清洁咬合面窝沟。

（6）冲洗：研磨结束后，用一次性冲洗针抽取冲洗液进行冲洗。

（7）氟化物的涂布：治疗结束后，对口腔内窝沟及邻面进行氟化物涂布。

（8）充填后 1 小时内不进食。

2. 学生分组后在仿头模型上进行预防性清洁术的临床操作。

3. 教师点评学生操作。

【注意事项】

1. 涂布菌斑染色剂时，应充分均匀涂布。

2. 研磨清洁时应尽量到达牙齿邻面龈缘下 2 ～ 3mm，以保证洁治效果。

【实习报告与评定】

1. 评定学生对预防性清洁术优缺点的掌握情况。

2. 评定学生预防性清洁术的操作能力。

3. 完成实训报告。

实训九　龈上洁治术

【目的和要求】

1. 掌握龈上洁治术的操作流程。

2. 熟悉龈上洁治术的适应证与禁忌证。

3. 了解龈上洁治术的医患沟通。

【实训内容】

1. 教师示教龈上洁治术的操作流程。

2. 学生练习龈上洁治术的具体操作，熟悉步骤，体会要点。

3. 总结龈上洁治术成功或者失败的原因。

【器材】

口腔仿头模型、一次性口腔治疗盘、吸唾管、洁牙机、洁牙手柄、洁牙工作尖等。

【方法和步骤】

1. 教师示教龈上洁治术的操作步骤。

（1）洁治前漱口：患者使用氯己定漱口液含漱 1 分钟。

（2）口腔检查：根据口腔卫生情况使用菌斑显示剂，显示牙菌斑情况，并记录牙周健康状况。

（3）龈上洁治：安装超声洁牙机工作尖，用超声洁牙机去除龈上牙石、菌斑及色素；洁治不同部位时，及时调整灯光并吸唾，及时冲洗治疗区域。按顺时针或逆时针进行全口洁治。小功率平整根面、大功率去除大牙石。

（4）冲洗：使用 3% 过氧化氢，冲洗龈缘或牙周袋处。

（5）抛光：将抛光杯安装于低速手机上，抛光杯蘸取适量的抛光膏，抛光牙面。

（6）上药：出血的牙龈或牙周袋内涂布碘甘油。

（7）健康指导：上药 30 分钟内勿漱口、饮水和进食。6 个月左右进行一次洁治。

2. 学生分组在仿头模型上进行龈上洁治术的临床操作。

3. 教师点评学生操作。

【注意事项】

1. 根据临床情况，如有必要，可进行喷砂治疗。

2. 截止过程中，采用间断吸唾方法，防止吸唾管长时间紧贴同一部位造成黏膜损伤。

【实习报告与评定】

1. 评定学生对龈上洁治术操作的掌握情况。

2. 评定学生与患者进行龈上洁治术医患沟通的能力。

3. 完成实训报告。

实训十　刷牙指导

【目的与要求】

掌握正确的刷牙方法。

【实训内容】

1. 教师示教改良巴斯刷牙法的操作及菌斑百分率的计算。

2. 学生练习改良巴斯刷牙法的操作及菌斑百分率的计算，熟悉步骤，体会要点。

【器材】

刷牙模型、牙膏、牙刷、便携式菌斑显示剂、口杯、棉签等。

【方法和步骤】

1. 教师示教改良巴斯刷牙法的操作及菌斑百分率的计算。

（1）涂布菌斑显示剂并记录：均匀涂布菌斑显示剂，记录全口每一颗牙的 4 个轴面牙菌斑显色情况。显色的牙面，在菌斑百分率记录卡中相应部位的格内用"—"表示；凡未萌出或缺失的牙，用"×"表示。计算方法：菌斑百分率＝（有菌斑牙面总数 / 受检牙面总数）×100%，受检牙面总数＝受检牙总数 ×4。如菌斑百分率小于 20%，可认为牙菌斑基本被控制；如菌斑百分率小于或等于 10%，则认为已达到良好目标。

（2）改良巴斯刷牙法

1）前伸比"赞"的手势，握紧刷柄不打滑，以免损伤牙龈。

2）刷牙颊、舌（腭）面时，将刷头置于牙颈部，牙刷对准牙龈缘，刷毛与牙长轴呈 45° 角，刷毛指向牙根方向（上颌牙向上，下颌牙向下），轻微加压，使刷毛部分进入龈沟，部分置于龈缘上。

3）以 2～3 颗牙为一组，以短距离（1～2mm）水平颤动牙刷 8～10 次。然后将牙刷向牙冠方向转动，拂刷颊、舌（腭）面，注意动作要轻柔。

4）将牙刷移至下一组 2～3 颗牙的位置重新放置，注意放置时要有 1～2 颗牙与前一个部位重叠。

5）刷上前牙舌（腭）面时将刷头竖放在牙面上，使前部刷毛接触龈缘或进入龈沟，做上下提拉颤动，自上而下拂刷。刷下前牙舌面时，自下而上拂刷。

6）刷咬合面时手持刷柄，刷毛指向咬合面，稍用力做前后来回颤动，注意上下左右区段后牙咬合面都必须刷到。

（3）圆弧刷牙法：在闭口下，牙刷进入颊间隙，刷毛轻度接触上颌最后磨牙的牙龈区，用较快，较宽的圆弧动作，很少的压力从上颌牙龈拖拉至下颌牙龈。前牙切端对切端接触，作连续的圆弧形颤动，舌侧面与腭侧面需往返颤动，由上颌牙弓到下颌牙弓。

2.学生分组后在刷牙模型上进行不同刷牙方法的操作。

3.教师点评学生操作

【注意事项】

1.刷牙时必须使用小头的软毛牙刷。

2.刷牙必须按照一定顺序才能不遗漏牙面。

3.每组牙齿颤动 8 ～ 10 次。

4.刷牙时间不少于 3 分钟，每天至少早晚各一次。

【实习报告与评定】

1.评定学生刷牙法的掌握情况。

2.评定学生菌斑百分率的掌握情况。

3.完成实训报告。

实训十一　牙线及牙间隙刷的使用

【目的和要求】

1.掌握正确的牙线的使用。

2.熟悉牙签及牙间隙刷的使用方法。

3.了解牙线棒和牙线架的使用。

【实训内容】

1.教师示教牙间隙清洁的操作方法。

2.学生练习牙间隙清洁的操作方法的具体操作，熟悉步骤，体会要点。

【器材】

刷牙模型、卷轴式牙线、牙线架、牙线棒、口杯、牙刷、牙签、牙间隙刷等。

【方法和步骤】

1.教师示教牙线使用方法，详细讲述操作要领。

（1）牙线的使用方法

1）将牙线从牙线盒中拉出，拉取一根前臂长度（35 ～ 40cm）的牙线。

2）将牙线绕在两手的中指约第二指节处，绕两三圈，使牙线固定即可，间距 15cm。

3）清理下颌牙齿时，用双手示指将线绷紧，两指间距离为 1 ～ 1.5cm。

4）手指轻轻加力使牙线通过接触区进入牙间隙中，切勿使用蛮力通过接触较紧的邻面接触点，避免损伤牙龈乳头，使绷紧牙线在邻面接触点以上做水平拉锯式动作，逐渐通过接触点。

5）牙线通过接触区后紧贴一侧牙面颈部，呈"C"字形包绕牙面，使牙线与牙面最大面积接触，牵动牙线上下刮擦 4 ～ 6 次，直到牙面清洁即可。

6）牙线紧贴牙颈部牙面，进入龈缘以下，清除邻面及龈缘下牙菌斑。将牙线移动到另一侧的牙面，重复上述动作。

7）清理完毕后将牙线从牙冠方向取出，冲洗污物后更换另一段干净的牙线，再次以同样的方法对其余牙齿的邻面依次进行清理。

8）清洁左上后牙邻间隙时，为左手拇指和右手示指持线，拇指在牙齿外面，牵开面颊部。清洁右上后牙邻间隙时，为右手拇指和左手示指持线，绷紧牙线通过邻接触区，右手拇指将面颊推开，将牙线紧贴牙面，呈成"C"字形包绕作上下刮擦 4～6 次。

9）如此反复，将所有牙齿邻面菌斑彻底清除，每个区域菌斑清除后用清水漱口，用流水冲洗牙线上菌斑。

（2）牙线架、牙线棒的使用：对于无法掌握卷轴式牙线的人，可以将牙线缠绕到牙线架上进行使用。牙线架绷紧牙线，顺着牙间隙的方向水平拉锯式通过邻面接触点，上下刮擦 5～6 次，直至将所有牙齿邻面清洁干净。

（3）牙间隙刷的使用：从牙齿颊面进入邻间隙，使刷毛到达牙龈以下，颊舌向水平来回刷动，每个间隙刷 4 次即可。

2. 学生分组后在刷牙模型上进行不同牙间隙清洁器的操作练习。

3. 教师点评学生操作。

【注意事项】

1. 根据不同人群口腔特点选择合适的口腔自我保健护理用品。

2. 注意牙刷、牙线、牙签等的正确使用方式，避免损伤牙龈。

3. 不能遗漏最后一颗牙齿的远中面和舌苔的清理。

4. 避免暴力使用牙线通过邻间隙，损伤牙龈乳头。

【实习报告与评定】

1. 评定学生牙线使用的掌握情况。

2. 评定学生牙间隙刷的选择的掌握情况。

3. 完成实训报告。

本章数字资源

参考文献

［1］冯希平. 口腔预防医学［M］. 7版. 北京：人民卫生出版社，2020.

［2］李月，吕俊峰. 口腔预防医学［M］. 4版. 北京：人民卫生出版社，2021.

［3］陈谦明. 口腔黏膜病学［M］. 5版. 北京：人民卫生出版社，2020.

［4］徐韬、郑树国. 口腔预防医学［M］. 3版. 北京：北京大学出版社，2021.

［5］Marin LM, Cury JA, Siqueira WL. Validation of a cariogenic biofilm model by evaluating the effect of fluoride on enamel demineralization［J］. J Microbiol Methods. 2022; 192: 106386.

［6］中华口腔医学会口腔预防医学专业委员会牙本质敏感专家组. 牙本质敏感的诊断和防治指南（2019修订版）［J］. 中华口腔医学杂志，2019，54（4）：223–227.

［7］中华口腔医学会. 中西部地区儿童口腔疾病综合干预项目工作手册，2011.

［8］中华口腔医学会口腔预防医学专业委员会，中华预防医学会口腔保健专业委员会，四川大学口腔疾病研究国家重点实验室. 关于牙膏功效及功效型牙膏的专家共识［J］. 中华口腔医学杂志，2017，52（9）：524–528.